内經知要

明·李中梓 著
吴卧儒 吴佳馨 整理

全国百佳图书出版单位
中国中医药出版社
·北京·

還三書院

出版序言

讀書之要。在于口誦心會。明師指點。自古迄今。童蒙之學皆以背誦爲先。日後百丈高樓皆立基于此。然岐黄淵深。杏林路遠。莘莘學子難免望洋興嘆。幸有還三書院。發願匯聚同道。共游書海。書院院長學自蜀中唐門道醫。藝成廣授有緣。故以唐門醫書誦讀爲主。且自古秀才學醫。籠中捉鷄。文淺則難以載道。故儒家典籍。亦列書單。内經知要。乃明代儒醫中梓先生之絶學。爲内經入門路引。字字珠璣。誠不可輕。今以此書。代叩岐黄之門。書聲入耳。慧種植心。法雨廣澤。必孕大才。我輩今日跬步之積。他日縱横千里之憑。慕道君子。何可錯過。

還三書院讀書會誠致

出版説明

甲辰年還三書院依據清光緒江左書林爲底本與明刻本内經知要。進行修訂。其中又五十五頁爲明刻本内經知要補頁。原清刻本無此頁内容。望讀者悉知。

還三書院

光緒九年孟冬重梓

河東薛生白校正

内經知要

上洋江左書林梓

古云爲人子者不可以不知醫此言似乎專指孝友中之一端而言之者也何也夫人之稟體毋論其他六淫戕其外七情賊其中苟不知節鮮不病且殆也爲人子者可以父母伯叔兄弟妻子及諸眷

屬付之庸醫之手乎故不可不自知之然知之爲知之則可若强不知以爲知不如無知從來僨事皆屬一知半解之流而不知奴隸之夫乳臭之子一朝而苟得權勢僥倖而世擁多貲便肆其驕慢之

氣役醫如吏藐醫如工家有病人
遂促其調治并以生死之權責
成之初不聞扁鵲有云臣能使之
起不能使之復生乎在醫者亦不
思往古今醫爲十四科使其各治
一科爲專科志在濟人今則率皆

相習成風趨炎奔競其志不過徼
名謀食而已豈不畀哉要知此道
之源出自軒皇君臣以義皇一畫
之旨終日詳論世人疾病之所以
然垂教天下後世以治法之所當
然而藥物則又出乎炎帝躬行閱

歷察四時山川水土之宜攷五金
八石之性嘗水陸艸木之味以定
其有毒無毒寒熱溫平攻補緩急
之用相傳各有遺書軒皇者曰素
問曰靈樞炎帝者曰本艸素問自
王冰註後嗣出者不下數十餘家

本州自陶氏別録外歴代以来何
止汗牛充棟無柰時師心喜寘身
於時路茫滋䊺朝值衙門退倏縉
紳第應鄉黨惟恐一人不恱則謗
端百出飛禍無窮所以無日不畢
躬屈節寢食俱廢豈有餘日孳孳

於誦讀者哉以故卷帙繁多如李
時珍張介賓之所集囫弗望涯而
退奚能念及此言似乎專指孝友
中之一端而發者捫心惝怳務必
旁通一貫由親親而兼及於仁民
耶余以遭老懶自丙子歲後竟作

退院老僧絕口不談世道矣一日偶然憶及雲間李念莪先生所輯諸書惟内經知要比余向日所輯醫經原旨尤覺近人以其僅得上下兩卷至簡至要方便時師之不及用功於雞聲燈影者亦可以稍有

準則於其胸中也叩之書賈僉云
其板已沒久矣遂嗾余為之重刊
惜乎書可補讀理可漸明其如籠
中藥物悉非古之道地所產及時
採取者矣醫豈易知而易為者哉
然亦不可不知者也

乾隆甲申夏日扌牛老朽薛雪書 時年八十又四

內經知要目錄

內經知要卷上

雲間李念莪先生原輯

河東薛生白校正重刊

道生

上古天真論曰：夫上古聖人之教下也，皆謂之虛邪賊風，避之有時。（敎下者，敎民避害也。風從衝後來者，傷人者也，謂之虛邪賊風。如月建在子，風從南來，對衝之火反勝也；月建在卯，風從西來，對衝之金尅木也；月建在午，風從北來，對衝之水尅火也；月建在酉，風從東來，對衝之木反勝也。必審其方，隨時令而避之也。）恬憺虛無，真氣從之，精神內守，病安從來。

恬者內無所營憺者外無所逐虛無者虛極靜篤即恬憺之極臻於自然也眞氣從之者曹眞人所謂神是性兮氣是命神不外馳氣自定張虛靜曰神一出便收來神返身中氣自回又曰人能常淸靜天地悉皆歸眞一之氣皆來從我矣精無妄傷神無妄動故曰內守如是之人邪豈能犯病安從生乎

有眞人者提挈天地把握陰陽呼吸精氣獨立守神肌肉若一眞天眞也不假修爲故曰眞人心同太極德契兩儀提挈把握也全眞之人呼接天根吸接地脈精化爲氣也獨立守神氣化爲神也精氣皆化獨有神存故曰獨立肌肉若一者神還虛無雖有肌肉而體同虛空也仙家所謂抱元守一又曰了得一萬事畢即形與神俱之義也故能壽敝天地無有終時此其道生天地有質劫滿必敝眞人之壽前乎無始後乎無終天地有敝吾壽

無終矣此非戀戀于形生蓋形神俱微妙與道合眞故曰此其道生者明非形生也有至人者淳德全道和于陰陽調于四時至者以修爲而至者也淳者厚也德厚道全不悖于陰陽不逆于四時庶幾奉若天時者矣去世離俗積精全神去世離俗藏形隱跡也積精全神者煉精化氣煉氣化神也游行天地之間視聽八遠之外全神之後便能出隱顯之神故游行天地之間塵紛不亂便能徹耳目之障故視聽八遠之外此蓋益其壽命而強者也亦歸于眞人前之眞人則曰道生此言至人則曰壽命曰強但能全形而已亦歸于眞人者言若能煉神還虛亦可同于眞人此全以修爲而至者也有聖人者處天地之和從八風之理聖者大而化之亦人中之超類者與

天地合德四時合序故能處天地之和而氣賴以養從八風之理而邪弗能傷也○八風者靈樞九宮八風篇云風從所居之鄉來者爲實風主生長養萬物從其衝後來者爲虛風傷人者也主殺主害從南方來名曰大弱風從西南方來名曰謀風從西方來名曰剛風從西北方來名曰折風從北方來名曰大剛風從東北方來名曰凶風從東方來名曰嬰兒風從東南方來名曰弱風

適嗜欲于世俗之間無恚嗔之心行不欲離于世被服章舉不欲觀于俗飲食有節起居有常適嗜欲也攝情歸性無恚嗔也和光混俗不離世也被服章者皇陶謨曰天命有德五服五章哉聖人之心不磷不緇雖和光混俗而未嘗觀效于俗也外不勞形于事內無思想之患以恬愉爲務以自得爲功形體不敝精

神不散亦可以百數外不勞形則身安內無思想則神靜恬愉者調服七情也自得者素位而行無入不自得也如是者形不受賊精神不越而壽可百矣

有賢人者法則天地象似日月辨列星辰逆從陰陽分別四時賢人者精于醫道者也法天地陰陽之理行鍼砭藥石之術智者能調五臟斯人是已將從上古合同于道亦可使益壽而有極時將從者有志慕古未能與之同其歸也合同于道者醫道通仙道也調攝營衛培益本元勿于天地之和自無夭札之患故曰亦可益壽亦者次別上文之聖人也有極時者天癸數窮形體衰憊鍼砭藥餌無可致力矣○真人者無爲而成至人者有爲而至聖人治未病賢人治已病修詣雖殊尊生則一也○按有物渾成先天地生強名曰道無跡象之可泥豈形質

之能幾白玉蟾所以有四大一身皆屬陰不知何物是陽精之說也返本還元湛然常寂名之曰道積精全神益壽强命名之曰術文始經云忘精神而超生見精神而久生是也忘精神者虛極靜篤精自然化氣氣自然化神神自然還虛也見精神者虛靜以爲本火符以爲用鍊精成氣鍊氣成神鍊神還虛也嗟吾人處不停之運操必化之軀生寄死歸誰其獲免貪求者忘殆自棄者失時即有一二盲修瞎鍊皆以身內爲工夫獨不聞胎息經云胎從伏氣中結氣從有胎中息氣入身來謂之生神去離形謂之死知神氣者可以長生氣有先天後天之別後天者呼吸往來之氣也先天者無形無象生天生地生人生物者也康節云乾遇巽時觀月窟地逢雷處見天根天根月窟閒來往三十六宮都是春眞即醉於先天之說也惜乎下手無訣訛傳錯教妄以兩目爲月窟陽事爲天根令人捧腹若得訣行持不過一時辰許先天祖氣忽然

來歸鼻管如迎風之狀不假呼吸施爲不事閉氣數息特須一言抉破可以萬古長存若非福分深長鮮不聞而起謗甚有俗醫笑其迂妄不知醫道通仙自古記之亦在乎人而已矣

四氣調神論曰春三月此謂發陳發生發也陳敷陳也發育萬物敷布寰區故曰發陳天地俱生萬物以榮敷和之紀木德周行俱生者絪縕之氣也天地絪縕萬物化醇榮者顯也發也夜臥蚤起廣步於庭此言在天主發生之令在人須善養之方夫人臥與陰俱起與陽併臥既夜矣起復蚤焉令陽多而陰少以象春升之氣也廣步者動而不休養陽之道也被髮緩形以使志生被髮者舒在頭之春氣也緩者和緩以應令也如是則神志調適自天氣之生矣生而勿殺予而勿奪賞而勿罰向書緯曰東方青帝好生不賊

禹禁云春三月山林不登斧管子云解怨赦罪告所以奉發生之德也此春氣之應養生之道也四時之令春生夏長秋收冬藏巳上諸則乃養生氣之道也逆之則傷肝夏爲寒變奉長者少逆者不能如上養生之道也奉者稟承也肝木旺于春春逆其養則肝傷而心火失其所奉故當夏令火不足而水侮之因爲寒變寒變者變熱爲寒也春生之氣既逆夏長之氣不亦少乎

夏三月此謂蕃秀布葉曰蕃吐華曰秀萬物亨嘉之會也天地氣交萬物華實即司天在泉三四氣之交六元正紀大論所謂上下交互氣交主之是也陽氣生長于前陰氣收成于後故萬物華實夜臥蚤起毋厭於日臥起同于春令亦養陽之物也按荀子云夏不宛暍言當避赫曦之暍毋爲日所厭若使志無怒使華

英成秀使氣得泄若所愛在外怒則氣上助火亢炎故使志無怒則生意暢遂譬如華英漸至成秀也氣泄者膚腠宣通法暢遂之時令也發舒之極遍滿乾坤其用外而不內人奉之以養生故所愛若在外不知正所以調其中也此夏氣之應養長之道也逆之則傷心秋爲痎瘧奉收者少夜臥以下皆順夏令養長之道也否則與令爲逆乘時乘政之心王不亦拂其性乎心傷則暑乘之秋金收肅暑邪內鬱必爲痎瘧夏長既逆則奉長氣而秋收者少矣冬至重病心火受傷綿延至冬則水來尅火病將重矣秋三月此謂容平陰升陽降大火西行萬物之容至此平定故曰容平天氣以急地氣以明風氣勁疾曰急物色清肅曰明蚤臥蚤起與雞俱興蚤臥以避初寒蚤起以從

新爽使志安寧以緩秋刑陽德日減陰慘日增故須神志安寧以緩肅殺之氣收斂神氣使秋氣平無外其志使肺氣清此秋氣之應養收之道也曰收斂曰無外皆秋氣之應養收之道逆之則傷肺冬為飧泄奉藏者少肺金主秋秋失其養故傷肺肺傷則腎失其主故當冬令而為飧泄飧泄者水穀不分腎主二便失封藏之職故也

冬三月此謂閉藏陽氣伏藏閉塞成冬也水冰地坼無擾乎陽陰盛陽衰君子固密則不傷於寒即無擾乎陽也蚤臥晚起必待日光所以避寒也即養藏也使志若伏若匿若有私意若已有得曰伏曰匿曰私曰得皆退藏于密法閉藏之本也去寒就溫無泄皮

膚使氣亟奪（去寒就溫所以養陽無使泄奪所以奉藏眞氏曰閉藏不密溫無霜雪則來年陽氣無力五穀不登人身應天地可不奉時耶）此冬氣之應養藏之道也逆之則傷腎春爲痿厥奉生者少（水歸冬旺冬失所養則腎傷而肝木失主肝主筋故當春令筋病爲痿冬不能藏則陽虛爲厥冬藏既逆承氣而爲春生者少矣）

天氣淸靜光明者也（靜當作淨淸陽之氣淨而不雜天之體也居上而不亢下濟而光明天之用也）藏德不止故不下也（藏德者藏其高明而不肯自以爲高明也不止者健運不息也惟藏而不止雖下降而實不之下曷嘗損其居上之尊乎故曰不下也）天明則日月不明邪害空竅（惟天藏德不自爲用

故日月顯明以表造化使天不藏德而自露其光明則日月無以藉之生明大明見者小明滅矣此喻身中元本不藏發皇于外明中空而邪奏也陽氣者閉塞地氣者冒明天氣自用則孤陽上亢而閉塞乎陰氣地氣隔絶而冒蔽乎光明矣雲霧不精則上應白露不下地氣上爲雲霧天氣下爲雨露上下否隔則地氣不升而雲霧不得輸精于上天氣不降而雨露不得施布于下〇入身上焦如霧膻中氣化則通調水道下輸膀胱氣化不及州都則水道不通猶之白露不降矣交通不表萬物命故不施不施則名木多死獨陽不生獨陰不成若上下不交則陰陽乖而生道息不能表見于萬物之命故生化不施而名木多死惡氣不發風雨不節白露不下則菀槀不榮惡氣不發濁氣不散也風

雨不節氣候乖亂也白露不下陰精不降也即不表不施之義也菀藁不榮言草木抑菀枯藁不能發榮即名木多死之義也上文言天地不交此則專言天氣不降也賊風數至暴雨數起天地四時不相保與道相失則未央絶滅陰陽不和賊風暴雨數為侵侮生長收藏不保其常失陰陽慘舒自然之道矣央中半也未及中半而蚤已絶滅矣惟聖人從之故身無奇病萬物不失生氣不竭從之者法天地四時也存神葆眞以從其藏德勇猛精勤以從其不止收視返聽以從其不自明通任督以從其陰陽之升降則合乎常經尚安得有奇病萬物不失與時偕行生氣滿乾坤也不竭者無未央絶滅之患也○愚按四時者陰陽之行也刑德者四時之合也春凋秋榮冬雷夏雪刑德易節賊氣至而災夫德始于春長于夏刑始于

秋流于冬刑德不失四時如一刑德離鄉時乃逆刑故不知夫若天時非尊生之典也是以天眞論曰調于四時曰分別四時四氣者天地之恒經調神者修煉之要則故春夏養陽秋冬養陰以從其根根者人本于天天本于道道本自然此皆治未病之方養生者所切亟也

陰陽應象論曰能知七損八益則二者可調不知用此則蚤衰之節也二者陰陽也七爲少陽之數八爲少陰之數七損者陽消也八益者陰長也陰陽者生殺之本始生從乎陽陽懼其消也殺從乎陰陰懼其長也能知七損八益察其消長之機用其扶抑之術則陽常盛而陰不乘二者可以調和常體春夏之令永獲少壯康强是眞把握陰陽者矣不知用此則未央而衰用者作用也如復卦一陽生聖人喜之則曰不遠復无祇悔元吉姤卦一陰生聖人謹之則曰繫于金柅貞吉有攸往見

凶羸豕孚蹢躅，此即仙家進陽火退陰符之妙用也。朱紫陽曰：老子言治人事天莫若嗇，夫惟嗇是謂早服，早服是謂重積德。早服者，言能嗇則不遠而復，便在此也。重積德，言先有所積而復養以嗇，是又加積之也。此身未有所損而又加以嗇養，是謂早服而重積；若損而後養，僅足以補其所損，不得謂之重積矣。知此則七陽將損、八陰將益，便早爲之所，陽氣不傷，陰用不張，庶調變陰陽，造化在手之神用也。○華元化曰：陽者生之本，陰者死之基。陰宜常損，陽宜常益。順陽者生，順陰者滅。數語可作七損八益註疏。

年四十而陰氣自半也，起居衰矣。

二十爲少陽，三十爲壯陽。東垣云：行年五十以上，降氣多而升氣少。降者陰也，升者陽也。由是則四十之時，正升陽之氣與降陰之氣相半。陽勝陰則强，陰勝陽則衰。陰陽相半，衰兆見矣。

年五十，體重，耳目不聰明矣。

陽氣者，輕而善

〔運陰氣者重而難舒五十陰盛故體重也陽主通達陰主閉塞故耳不聽陽爲顯明陰爲幽暗故目不明〕

年六十陰痿氣大衰九竅不利下虛上實涕泣俱出矣〔陽氣大衰所以陰痿也九竅不利者陽氣不充不能運化也下虛者少火虛也上實者陰乘陽也涕泣俱出陽衰不能攝也〕

故曰知之則強不知則老〔知七損八益而調之則強不知則陰漸長而衰老〕

故同出而異名耳〔同出者陰與陽也異名者強與老也〕

智者察同愚者察異〔智者洞明陰陽之故故曰察同愚者徒知強老之形故曰察異〕

愚者不足智者有餘有餘則耳目聰明身體輕強老者復壯壯者益治〔愚者陰長日就衰削故不足智者陽生日居強盛故有餘有餘則聰明輕健雖既老〕

而復同于壯壯者益治即老子早服重積之說也是以聖人爲無爲之事樂恬憺之能無爲者自然之道也恬憺者清靜之樂也老子之無爲而無不爲壯子之樂全得大是也從欲快志於虛無之守故壽命無窮與天地終從欲者如孔子之從心所欲也快志即大學之自慊也王虛極守靜篤虛無之守也天下之受傷者實也有也與虛無同體不受壞矣故壽命無窮與天地終○愚按陽者輕清而無象陰者重濁而有形長生之術必曰虛無得全於陽也故仙眞之用在陰盡陽純仙眞之號曰純陽全陽皆以陽爲要也中和集云大修行人分陰未盡則不仙一切凡人分陽未盡則不死明乎此而七損八益灼然不疑矣

遺篇刺法論曰腎有久病者可以寅時面向南

淨神不亂思閉氣不息七遍以引頸嚥氣順之如嚥甚硬物如此七遍後餌舌下津無數腎爲水藏

以肺金爲母肺金主氣嚥氣者母來顧子之法也嚥津者同類相親之道也人生于寅寅爲陽旺之會陽極于午午爲嚮明之方神不亂思者心似太虛靜定凝一也閉氣不息者止其呼吸氣極則微微吐出不令聞聲七遍者陽數也引頸者伸之使直氣易下也如嚥甚硬物者極力嚥之汩汩有聲以意用力送至丹田氣海氣爲水母氣足則精自旺也餌舌下津者爲命門在兩腎之間上通心肺開竅于舌下以生津故古人製活字從水從舌者言舌水可以活人也舌字從千從口言千口水成活也津與腎水原是一家嚥歸下極重來相會既濟之道也○仙經曰氣是添年藥津爲續命芝世上漫忙兼漫走不知求我更求誰氣爲水母水爲命根勤而行

之可以長生悟真篇曰嚥津納氣是人行有藥方能造化生爐內若無真種子猶將水火煮空鐺此言虛極靜篤精養靈根氣養神真種子也

愚按素問靈樞九方卷何字非尊生之訣茲所摘者不事百草而事守一不尚九候而尚三奇蓋觀天之道執天之行進百年為萬古尊生之道于是為大矣因知不根于虛靜者卽是邪術不歸于易簡者卽是旁門誠能于此精求則道德五千丹經萬卷豈復有餘蘊哉

陰陽

陰陽應象論曰：陰陽者，天地之道也。太極動而生陽，靜而生陰。天主於動，地主於靜。易曰：一陰一陽之謂道。陰陽者，本道體以生；道者，由陰陽而顯。

萬物之綱紀，總之爲綱，大德敦化也；紛之爲紀，小德川流也。

變化之父母，經曰：物生謂之化，物極謂之變。易曰：在天成象，在地成形，變化見矣。朱子曰：變者化之漸，化者變之成。陰可變爲陽，陽可變爲陰，然變化雖多，靡不統于陰陽，故爲父母。

生殺之本始，陰陽交則物生，陰陽隔則物死；陽來則物生，陰至則物死。萬物之生殺，莫不以陰陽爲本始也。

神明之府也。變化不測之謂神，品物流形之謂明。府者，言變化流形皆從此出也。

治病必求于本。人之疾病，雖非一端，然而或屬虛，或屬實，或屬寒，或屬熱，或在氣或在血或在臟或在府皆不外于陰陽故知病變無窮而陰陽爲之本經曰知其要者一言而終是也但明虛實便別陰陽然疑似之間大難剖別如至虛有盛候反瀉含冤大實有羸扶誤補益疾陰症似陽清之者必敗陽症似陰溫之者必亡氣主煦之血主濡之氣藥有生血之功血藥無益氣之理病在腑而誤攻其臟謂之引賊入門病在臟而誤攻其腑譬之隔靴搔痒洞察陰陽直窮病本庶堪司命若疑似之際混而弗明攻補之間畏而弗敢實實虛虛之禍尚忍言哉

故積陽爲天積陰爲地陰靜陽躁

積者彚萃之稱也合一切之屬于陽者莫不本乎天合一切之屬于陰者莫不本乎地陰主靜陽主躁其性然也

陽生陰長陽殺陰藏

陽之和者爲發育陰之和者爲成實故曰陽生陰長此陰陽之治也陽之亢者爲焦枯陰之凝者爲封閉故曰陽殺陰藏此陰陽之亂也

○天元紀大論曰天以陽生陰長地以陽殺陰藏○夫天爲陽陽主于升升則向生故曰天以陽生陰長陽中有陰也地爲陰陰主于降降則向死故曰地以陽殺陰藏陰中有陽也此言歲紀也上半年爲陽升天氣主之故春生夏長下半年爲陰降地氣主之故秋收冬藏○陽不獨立得陰而後成如發生賴于陽和而長養由乎雨露故曰陽生陰長陰不自專因陽而後行如閉藏因于寒冽而肅殺出乎風霜故曰陽殺陰藏○按三說俱通故並存之第二則本乎經文尤爲確當愚意萬物皆聽命于陽而陰特爲之順承者也陽氣生旺則陰血賴以長養陽氣衰殺則陰血無由和調此陰從陽之至理也

陽化氣陰成形

陽無形故化氣陰有質故成形

寒極生熱熱極生寒

冬寒之極將生春夏之熱冬至以後自復而之乾也夏熱之極將生秋冬之寒夏至以後自姤而之坤也

寒氣生濁熱氣

生清寒屬陰故生濁熱屬陽故生清清氣在下則生飧泄濁氣在上則生䐜脹清陽主升陽陷于下而不能升故爲飧泄完穀不化也濁陰主降陰逆于上而不能降故爲䐜脹胸膈脹滿也清陽爲天濁陰爲地地氣上爲雲天氣下爲雨此以下明陰陽之升降天人一理也陰在下者爲精精即水也精升則化爲氣雲因雨而出也陽在上者爲氣氣即雲也氣降即化爲精雨由雲而生也自下而上者地交于天故地氣上爲雲自上而下者天交于地故天氣下爲雨就天地而言謂之雲雨就人身而言謂之精氣人身一小天地詎不信然故清陽出上竅濁陰出下竅上有七竅耳目口鼻也下有二竅前陰後陰也清陽發腠理濁陰走五臟清陽實四肢濁陰歸六府陽位

乎外陰位乎內腠理四肢皆在外者故清陽居之五臟六腑皆在內者故濁陰居之

水爲陰火爲陽

水潤下而寒故爲陰火炎上而熱故爲陽炎上者欲其下降潤下者欲其上升謂之水火交而成既濟火不制其上炎水不禁其就下謂之水火不交而成未濟腎者水也水中生氣即眞火也心者火也火中生液即眞水也陰中有陽陽中有陰水火互藏陰陽交體此又不可不知者也

陽爲氣陰爲味味歸形形歸氣

氣無形而升故爲陽味有質而降故爲陰味歸形者五味入口生血成形也形歸氣者血皆依賴于氣氣旺則自能生血氣傷而血因以敗也

氣歸精精歸化

氣者先天之元氣與後天之穀氣并而充身者也肺金主之金施氣以生水水即精也精者坎府之眞鉛天一之最先也精施則能化生萬化之本元也

精食氣形食味

氣爲精母味爲形本食者

子食母乳之義也

化生精氣生形

萬化之生必本于精形質之生必本于氣

味傷形氣傷精

味本歸形味或不節反傷形也氣本歸精氣或不調反傷精也

精化爲氣氣傷于味

氣本歸精氣爲精母也此云精化爲氣者精亦能生氣也如不好色者氣因以旺也水火互爲之根即上文天地雲雨之義也味不節則傷形而氣不免焉如味過于酸肝氣以津脾氣乃絕之類

陰味出下竅陽氣出上竅

味爲陰故下竅氣爲陽故上竅

味厚者爲陰薄爲陰之陽氣厚者爲陽薄爲陽之陰

味屬陰味厚爲純陰味薄爲陰中之陽氣屬陽氣厚爲純陽氣薄爲陽中之陰

味厚則泄薄則通氣薄則發泄厚則發熱

陰味下行味厚者能泄于下味薄者能通利也陽氣上行故氣薄者能泄于表

氣厚者能發熱也

壯火之氣衰少火之氣壯壯火食氣氣食少火壯火散氣少火生氣

火者陽氣也天非此火不能發育萬物人非此火不能生養命根是以物生必本干陽但陽和之火則生物亢烈之火則害物故火太過則氣反衰火和平則氣○乃壯壯火散氣故云食氣少火生氣故云食火○陽氣者身中溫煖之氣也此氣絶則身冷而斃矣運行三焦熱腐五穀疇非眞火之功是以內經諄諄反覆欲人善養此火但少則壯壯則衰特須善爲調劑世之善用苦寒好行疎伐者詎非岐黃之罪人哉

陰勝則陽病陽勝則陰病陽勝則熱陰勝則寒

陰陽和則得其平一至有偏勝病斯作矣

重寒則熱重熱則寒

陰陽之變水極則似火火極則似水陽盛則隔陰陰盛則隔陽故有內眞寒而外假熱內眞熱

而外假寒之症不察其變妄輕投劑如水益深如火益熱雖有智者莫可挽救矣寒傷形熱傷氣寒屬陰形亦屬陰故寒則形消也熱爲陽氣亦爲陽故熱則氣散也氣傷痛形傷腫氣喜宣通氣傷則壅閉而不通故痛形爲質象形傷則稽留而不化故腫故先痛而後腫者氣傷形也先腫而後痛者形傷氣也氣先傷而後及于形氣傷爲本形傷爲標也形先傷而後及于氣形傷爲本氣傷爲標也喜怒傷氣寒暑傷形舉喜怒而悲恐憂統之矣內傷人情如喜則氣緩怒則氣上悲則氣消恐則氣下憂則氣結故曰傷氣舉寒暑而風濕燥統之矣外傷天氣如風勝則動熱勝則腫燥勝則乾寒勝則浮濕勝則濡瀉故曰傷形天不足西北故西北方陰也而人右耳目不如左明也地

不滿東南，故東南方陽也，而人左手足不如右強也。天為陽，西北陰方，故天不足西北；地為陰，東南陽方，故地不滿東南。日月星辰，天之四象，猶人之有耳目口鼻，故耳目之左明于右，以陽勝于東南也。水火金木，地之四體，猶人之有皮肉筋骨，故手足之右強于左，以陰強于西北也。

陽之汗，以天地之雨名之；汗出從表，陽也，而本于陰水之屬，故以天地之雨應之。雨雖屬陰，非天之陽氣降則不雨也。知雨之義者，知汗之故矣。

陽之氣，以天地之疾風名之。氣為陽，陽勝則氣逆喘急，如天地之疾風，陽氣鼓動也。

金匱真言論曰：平旦至日中，天之陽，陽中之陽也；日中至黃昏，天之陽，陽中之陰也；合夜至雞鳴天之陰陰中之陰也雞鳴至平旦天之陰陰中之陽也子午卯酉天之四正也平旦至日中自卯至午也日中至黃昏自午至酉也合夜至雞鳴自酉至子也雞鳴至平旦自子至卯也以一日分四時則子午當二至卯酉當二分日出為春日中為夏日入為秋夜半為冬也夫言人之陰陽則外為陽內為陰以表裏言言人身之陰陽則背為陽腹為陰以前後言言人身之臟腑中陰陽則臟者為陰腑者為陽肝心脾肺腎五臟皆為陰膽胃大腸小腸膀胱三焦六腑皆為陽五臟屬裏藏精氣而不瀉故為陰六腑屬表傳化物而不藏故為陽故背為陽陽中之陽心也背為

陽陽中之陰肺也腹爲陰陰中之陰腎也腹爲
陰陰中之陽肝也腹爲陰陰中之至陰脾也老子
曰負陰而抱陽是以腹爲陽背爲陰也內經乃
以背爲陽腹爲陰何也邵子曰天之陽在南故
日處之地之剛在北故山處之然則老子之說
言天象也內經之說言地象也況陽經行于背
陰經行于腹人身臟腑之形體本爲地象也第
考伏羲六十四卦方圓二圖其義顯然夫圓圖
象天陽在東南方圖象地陽在西北可以洞然
無疑矣心肺爲背之陽肝脾腎爲腹之陰何也
心肺在膈上連近于背故爲背之二陽臟肝脾
腎在膈下附近于腹故爲腹之三陰臟然陽中
又分陰陽者心象人身之日故爲陽中陽肺象
人身之天天體雖陽色玄而不自明包藏陰德
比之太陽有間故肺爲陽中之陰陰中又分陰
陽者腎屬水故爲陰中之陰肝屬木故爲陰中

之陽脾屬坤土故
爲陰中之至陰也

六十四卦

方圓二圖

圓圖象天
乾居東南
坤居西北
方圖象地
乾居西北
坤居東南

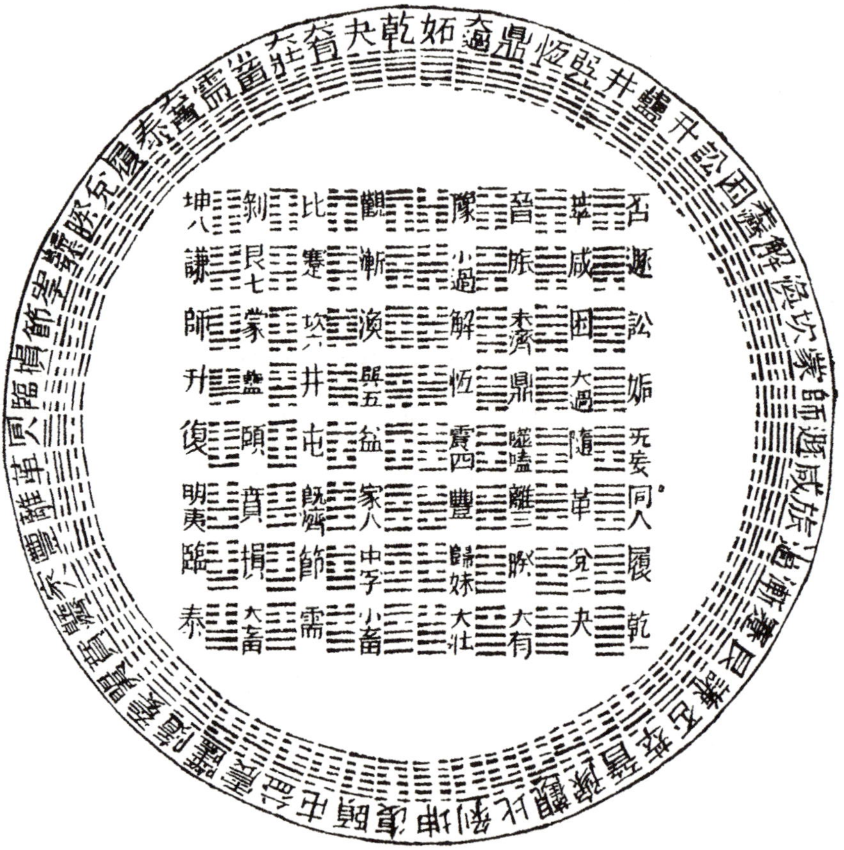

生氣通天論曰陽氣者若天與日失其所則折壽而不彰故天運當以日光明此明人生全賴乎陽氣也日不明則天爲陰晦陽不固則人爲夭折皆陽氣之失所者故天不自明明在日月月體本黑得日乃明此天運當以日光明也太陽在午則爲晝而日麗中天顯有象之神明離之陽在外也太陽在子則爲夜而火伏水中涵無形之元氣坎之陽在內也天之運行惟日爲本天無此日則晝夜不分四時失序晦冥幽暗萬物不彰矣在于人者亦惟此陽氣爲要苟無陽氣孰分清濁孰布三焦孰爲呼吸孰爲運行血何由生食何由化與天之無日等矣欲保天年其可得乎內經一百六十二篇惟此節發明天人大義最爲切要讀者詳之凡陰陽之要陽密乃固兩者不和若春無秋若冬無夏因而和

之是謂聖度陰主內守陽主外護陽密于外則邪不能侵而陰得以固于內也不和者偏也偏于陽若有春而無秋偏于陰若有冬而無夏和之者瀉其太過補其不足俾無偏勝聖人之法度也

故陽强不能密陰氣乃絶陽密則陰固陽强而亢豈能密乎陰氣被擾將爲煎厥而竭絶矣

陰平陽秘精神乃治陰血平靜于內陽氣秘密于外陰能養精陽能養神精足神全命之曰治

五常政大論曰陰精所奉其人壽陽精所降其人夭岐伯本論東南陽方其精降下而多夭西北陰方其精向上而多壽余嘗廣之此陰陽之至理在人身中者亦然血爲陰雖肝藏之寔腎經眞水之屬也水者先天之本也水旺則陰精充而奉上故可永年則補腎宜亟也氣屬陽雖肺主之寔脾土飲食所化也土者後天之

本也土衰則陽精敗而下陷故當天折則補脾宜亟也先哲云水為天一之元土為萬物之母千古而下獨薛立齋深明此義多以六味地黃丸壯水為奉上之計兼以補中益氣湯扶土為降下之防蓋洞窺升降之微深達造化之旨者歟

愚按醫經充棟不越于陰陽誠于體之臟腑腹背上下表裏脈之左右尺寸浮沉遲數時令之春夏秋冬歲運之南政北政察陰陽之微而調其虛實則萬病之本咸歸掌握萬卷之富祗在寸中不亦約而不漏簡而可據乎

色診

夫精明五色者，氣之華也。精明見于目，五色顯于面，皆氣之華也。言氣而血在其中矣。赤欲如白裹朱，不欲如赭；白欲如鵝羽，不欲如鹽；青欲如蒼璧之澤，不欲如藍；黃欲如羅裹雄黃，不欲如黃土；黑欲如重漆色，不欲如地蒼。五色之欲者，皆取其潤澤；五色之不欲者，皆惡其枯槁也。五色精微象見矣，其壽不久也。此皆五色精微之象也，凶兆既見，壽不久矣。夫精明者，所以視萬物，別黑白，審長短。以長為短，以白為黑，如是則精衰矣。臟腑之精氣皆上朝于目而為光明，故曰

精明若精氣不能上奉則顛倒錯亂豈能保其生耶

靈樞五色篇曰：明堂者鼻也，闕者眉間也，庭者顏也，蕃者頰側也，蔽者耳門也。其間欲方大，去之十步皆見于外，如是者壽必中百歲。庭者天庭也，俗名額角。蕃蔽者，屏蔽四旁也。十步之外而部位顯然，則方大可知，故壽可百歲也。

明堂骨高以起，平以直，五臟次于中央，六腑挾其兩側，首面上于闕庭，王宮在于下極，五臟安于胸中，眞色以致，病色不見，明堂潤澤以淸。五臟之侯皆在中央，六腑之侯皆在四旁。次者，居也。挾者，附也。下極居兩目之中，心之部也，心爲君主，故稱王。

宮若五臟安和正色自顯明堂必清潤也五色之見也各出其色部部骨陷者必不免于病矣其色部乘襲者雖病甚不死矣五色之見各有部位若有一部骨弱陷下之處則邪乘之而病若色部雖有變見但得彼此生王有乘襲而無尅賊者病雖甚不死矣青黑爲痛黃赤爲熱白爲寒此言五色之所主也其色麤以明沉夭者爲甚其色上者病益甚其色下行如雲徹散者病方已麤者明爽之義沉夭者晦滯之義言色貴明爽若晦滯者爲病甚也色上行者濁氣方升故病甚下行者濁氣已退故病已五色各有藏部有外部有內部也色從外部走內部者其病從外走內其

色從內走外者，其病從內走外；病生于內者，先治其陰，後治其陽，反者益甚。其病生于陽者，先治其外，後治其內，反者益甚。五色各有藏部，言臟而腑在其中矣。

外部者，六腑之表，六腑挾其兩側也。內部者，五臟之裏，五臟次于中央也。凡病色先起外部而後及內部者，其病自表入裏，是外為本而內為標，當先治其外，後治其內。若先起內部而後及外部者，其病自裏出表，是陰為本而陽為標，當先治其陰，後治其陽。若反之者，皆為誤治，病必轉甚矣。

常候闕中，薄澤為風，沖濁為痹，在地為厥，此其常也。各以其色言其病。闕中，眉間也，肺之部也。風病在陽，皮毛受之，故色薄而澤；痹病在陰，肉骨受之，故色沖而濁；厥逆為寒濕之變，病起于下，故色之先

于地地者相家所謂地閣卽巨分巨屈之處也大氣入于臟腑者不病

而卒死大氣者大邪之氣也如水色見于火部火色見于金部之類此元氣大虛賊邪已至雖不病必卒然而死矣赤色出兩顴大如母指者病雖

小愈必卒死黑色出于庭大如母指必不病而

卒死形如母指最凶之色赤者出于顴顴者應在肩赤爲肺部火色剋金病雖愈必卒死天庭處于最高黑者于之是腎絕矣雖不病必卒死也

庭者首面也天庭處于最高應首面之有疾闕上者咽喉也闕上者眉心之上也應咽喉之有疾

闕中者肺也闕中者正常兩眉之中也色見者其應在肺

下極者心也下極者眉心之下也相家謂之山根心居肺下故下極應

心頂下者肝也下極之下爲鼻柱相家謂之年壽肝在心之下故直下應肝

肝左者膽也膽附于肝之短葉故肝左應膽而在年壽之左右也下者脾也年壽之下相家謂之準頭亦名土星本經謂之面王又名明堂準頭居面之中央故屬土應脾

方上者胃也準頭兩旁爲方上即迎香之上鼻隧是也相家謂之蘭臺廷尉脾與胃爲表裏脾居中而胃居外故方上應胃

中央者大腸也人中外五分迎香穴大腸之應也亦在面之中故曰中央

挾大腸者腎也挾大腸迎香穴者頰之上也四臟皆一惟腎有兩四臟居腹惟腎附脊故四臟次于中央而腎獨應於兩頰

當腎者臍也腎與臍對故當腎之下應臍

面王以上者小腸也面王鼻準也小腸爲府應挾兩側故面王之上兩顴之內小腸之應也

面王以下

者膀胱子處也面王以下者人中也乃膀胱子處之應子處者子宮也凡人人中平淺而無髭者多主無子婦人亦以人中深長者善產育此以上皆五臟六腑之應也顴者肩也此下皆言肢節之應也顴為骨之本居中部之上故以應肩顴後者臂也臂接于肩故顴後以應臂臂下者手也目內眥上者膺乳也目內眥上者闕下兩旁也胸兩旁高處為膺膺乳者應胸前也挾繩而上者背也頰之外曰繩身之後曰背故背應于挾繩之上循牙車以下者股也牙車牙牀也牙車以下主下部故以應腹中央者膝也中央者牙車之中央也膝以下者脛也當脛以下者足也脛次于膝足接于脛以次而下也巨分者股裏也巨分者口旁大紋處也股裏者股之內側

也巨闕者膝臏也巨闕頫下曲骨也膝臏者膝蓋骨也此蓋統指膝部而言

靈樞臟腑肢節應于面之圖

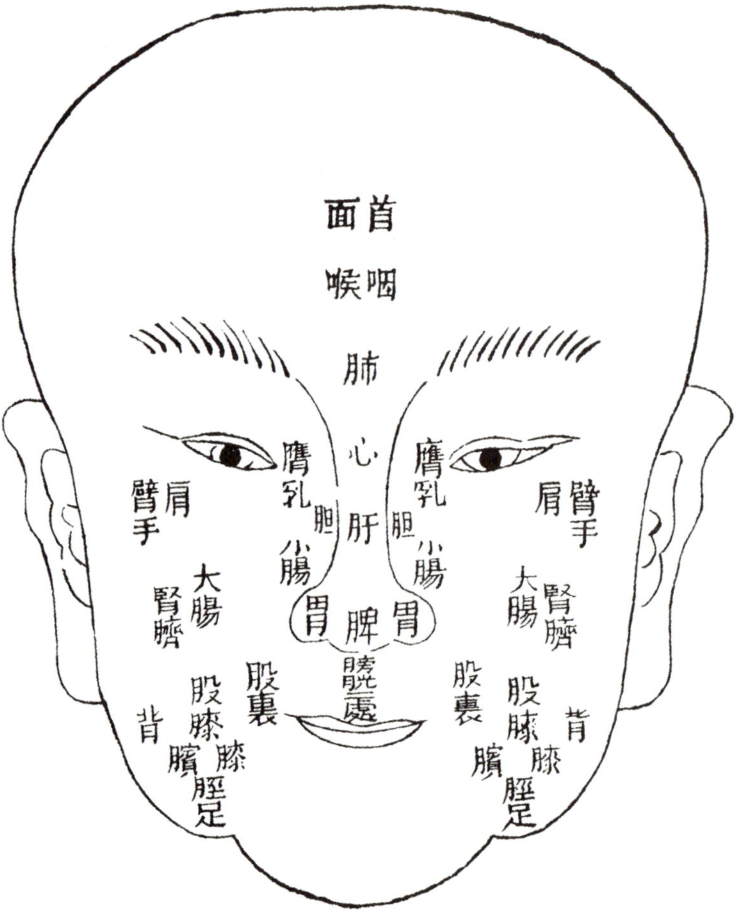

各有部分有部分用陰和陽用陽和陰當明部分萬舉萬當部分既明陰陽不爽陽亢則滋其陰謂之用陰和陽陰寒則補其火謂之用陽和陰故明部分而施治法萬舉萬當也能別左右是謂大道左右者陰陽之道路也故能別左右是爲大道男女異位故曰陰陽審察澤夭謂之良工陽左陰右男女異位者男子左爲逆右爲從女子右爲逆左爲從故曰陰陽陰陽既辨肰後審其色之潤澤枯夭以決死生醫之良也沉濁爲內浮澤爲外色之沉濁晦滯者爲裏色之浮澤光明者爲表黃赤爲風青黑爲痛白爲寒黃爲膏潤爲膿赤甚者爲血痛甚爲攣寒甚爲皮不仁凡五色之見于面者可因是而測其病矣

痛甚卽青黑之極也寒甚卽白之極也五色各見其部察其浮沉以知淺深察其澤夭以觀成敗察其散摶音團以知遠近視色上下以知病處色之浮者病淺色之沉者病深潤澤者有成枯夭者必敗散而不聚者病近摶而不散者病遠上下者卽前臟腑支節之見于面者也色明不麤沉夭爲甚不明不澤其病不甚麤者顯也言色之光明不顯但見沉滯枯夭病必甚也若雖不明澤而不至于沉夭者病必不甚也其色散駒駒然未有聚其病散而氣痛聚未成也駒馬之小者未裝鞍轡散而不聚也譬色之散而無定者病亦散而無堅積聚也卽有痛者不過因無形之氣耳腎乘心心先病腎爲應色皆如是

腎乘心者水邪尅火也心先病于內而腎之色則應于外如黑色見于下極是也不惟心腎諸臟皆然此舉一以例其餘也

男子色在于面王爲小腹痛下爲卵痛其圜直爲莖痛高爲本下爲首孤疝㿗陰之屬也

面王上應有上字面王上爲小腸下爲膀胱子處卵者睾丸也圜直指人中水溝穴也人中有邊圜而直者故人中色見主陰莖作痛在人中上半者日高爲莖根痛在人中下半者爲莖頭痛凡此皆孤疝㿗陰之病也㿗即癩也

女子在于面王爲膀胱子處之病散爲痛摶爲聚方圓左右各如其色形其隨而下至胝爲淫有潤如膏狀爲暴食不潔

面王下宜有下字面王下爲人中主膀胱子處色散爲痛無形之氣滯也

色摶爲聚有形之血凝也積之或方或圓或左或右各如其外見之形若其色從下行而至尾骶則爲浸淫滯濁有潤如膏之物此症多因暴食不潔所致不潔猶言不節非汚穢之謂也或多食冷物或多食熱物一切非宜之物皆是也

色者青黑赤白黃皆端滿有別鄉別鄉赤者其色亦大如榆莢在面爲不曰

五色皆宜端滿端者正色也滿者充潤也別鄉猶言它鄉卽別部位也如赤者心色應見于兩目之間是其本鄉今見于面王是別鄉矣不日者不日而愈也火色見于土位是其相生之鄉也此舉赤色爲例而五色繆見者皆可類推矣

其色上鋭首空上向下鋭下向在左右如法

邪色之見各有所向其尖鋭之處是乘虛所犯之方故上鋭者以首虛故上向也下鋭亦然其在左右者皆同此法

五臟生成論曰：面黃目青，面黃目赤，面黃目白，面黃目黑者，皆不死。黃者中央土之正色，五行以土爲本，胃氣猶在，故不死也。面青目赤，面赤目白，面青目黑，面黑目白，面赤目青，皆死。色中無黃，則胃氣已絶，故皆死也。

愚按：望聞問切，謂之四診，而望色居四診之先，未有獨憑一脈可以施療者。經曰：切脈動靜而視精明，察五色，觀五臟有餘不足，六腑強弱，形之盛衰，以此參伍，決死生之分。又曰：形氣相得，謂之可治；色澤以浮，謂之易已。又曰：能合色脈，可以萬全。仲景嘗以明堂闕庭盡不見察，爲世醫咎。好古嘗論治婦人不能行望色之神，爲病家咎。則色固不要歟？而醫顧可忽歟？

脈診

脈要精微論曰：診法常以平旦，陰氣未動，陽氣未散，飲食未進，經脈未盛，絡脈調勻，氣血未亂，乃可診有過之脈。

人身營衛之氣，晝則行于陽分，夜則行于陰分，至平旦皆會于寸口，故診脈當以平旦爲常也。陰氣正平而未動，陽氣將盛而未散，飲食未進，虛實易明，經脈未盛，絡脈調勻，氣血未常因動作而擾亂，乃可診有過之脈。過者，病也。

切脈動靜而視精明，察五色，觀五臟有餘不足，六腑強弱，形之盛衰，以此參伍，決死生之分。

切者，切近也，手按近體也。切脈之動靜，診陰陽也；視目之精明，診神氣也；察五色，以觀臟腑之虛實；審形體，以別病勢之盛衰以此數者與脈參伍推求則陰陽表裏虛實寒熱自無遁狀可以決死生之分矣不齊之謂參剖其異而分之也相類之謂伍比其同而合之也脈惟一端診有數法此醫家之要道也

尺內兩傍則季脇也關前曰寸關後曰尺季脇小肋也在脇之下爲季腎所近故有季脇之下皆尺內主之

尺外以候腎尺裏以候腹尺外尺脈前半部也尺裏尺脈後半部也前以候陽後以候陰人身以背爲陽腎附于背故外以候腎腹爲陰故裏以候腹而大小腸膀胱命門皆在其中矣諸部言左右此獨不分者以兩尺皆主乎腎也

中附上左外以候肝內以候鬲中附上者言附尺之上而居乎中即關部也左外言左關之前半部內者言左關之後半部也肝爲陰中之陽而亦附近于背故外以候肝內以候膈舉膈而中焦之膈膜膽腑皆在其中矣

右外以候

胃內以候脾右關前半候胃右關後半候脾脾胃皆處中州而以表裏言之則胃爲陽脾爲陰故外以候胃內以候脾上附上右外以候肺內以候胸中上附上者上而又上則寸部也五臟之位肺處至高故右寸前以候肺右寸後以候胸中言胸中而膈膜之上皆是矣左外以候心內以候膻中左寸之前以候心左寸之後以候膻中膻中者即心胞絡也○按靈蘭秘典有膻中而無胞絡以膻中爲臣使之官喜樂出焉靈樞敘經脈有胞絡而無膻中而曰動則喜笑不休正與喜樂出焉之句相合夫喜笑屬火之司則知膻中與心應即胞絡之別名也

平人氣象論曰人一呼脈再動一吸脈亦再動呼吸定息脈五動閏以太息命曰平人平人者

不病也動至也一呼再動一吸再動一呼一吸合爲一息是一息四至也呼吸定息脈五動者當其閏以太息之時也歷家三歲一閏五歲再閏人應天道故三息閏一太息五息再閏一太息太息者長息也此言平人無病之脈當以四至爲準若五至便爲太過惟當閏以太息之時故得五至苟非太息仍四至也

人一呼脈一動一吸脈一動曰少氣呼吸各一動是一息二至也二至爲遲遲主寒疾夫氣爲陽氣虛則陽虛故曰少氣

人一呼脈三動一吸脈三動而躁尺熱曰病温尺不熱脈滑曰病風脈濇曰痺呼吸各三動是一息六至也六至爲數躁者數之義也尺熱者尺中六至也病温猶言患熱非傷寒之温病也左尺爲水而數則水涸而熱也右尺爲火而數則火炎而熱也故咸曰病温尺不數而諸脈滑者陽

人一呼脈四動以上曰死脈絕不至曰死乍踈乍數曰死

邪盛也故當病風濇爲血凝氣滯故當病痺也

一呼四動則一息八至矣況以上乎故知必死脈絕不至則營衞已絕乍踈乍數則氣血潰亂不死安待

靈樞根結篇曰一日一夜五十營以營五臟之精不應數者名曰狂生

營者運也人之經脈運行于身者一日一夜凡五十周以運五臟之精凡周身上下前後左右計二十七脈共長十六丈二尺人之宗氣積于胸中主呼吸而行經絡一呼氣行三寸一吸氣行三寸呼吸定息脈行六寸以一息六寸推之則一晝一夜凡一萬三千五百息通計五十周于身脈八百一十丈其有太過不及則不應此數矣狂生者妄生也其生未可保也

所謂五十營者五臟皆受氣

持其脈口數其至也（五十營者五臟所受之氣持寸口而數其至數則虛實可考也）五十動而不一代者以爲常也以知五臟之期（當作氣）予之短期者乍數乍疎也（以爲常者經常之脈也可因以知五臟之氣也若乍數乍疎則陰陽乖亂死期近矣短者近也）

三部九候論曰獨小者病獨大者病獨疾者病獨遲者病獨熱者病獨寒者病獨陷下者病（此言七診之法也獨者謂于三部九候之中間其獨異于諸部者而推其病之所在也）

方盛衰論曰形氣有餘脈氣不足死脈氣有餘形氣不足生（此言脈重于形氣也形氣有餘外貌無恙也脈氣不足內臟已傷也）

故死若形雖衰而脈未敗根本猶存尚可活也故三部九候論曰形肉已脫九候雖調猶死蓋脫則大肉去盡較之不足殆有甚焉脾主肌肉肉脫者脾絕決無生理

脈要精微論曰持脈有道虛靜為保虛者心空而無雜想也靜者身靜而不瞎動也保而不失此持脈之道也春日浮如魚之遊在波春陽雖動而未全彰故如魚之遊在波也夏日在膚泛泛乎萬物有餘夏氣暢達萬物皆脩而無虧欠也泛泛盛滿之貌秋日下膚蟄蟲將去秋金清肅盛者漸斂如蟄蟲之將去而未去也冬日在骨蟄蟲周密君子居室冬令閉藏沉伏在骨如蟄畏寒深居密處君子法天時而居室退藏于密也故曰知內者按而紀之知外者終而始之

此六者持脈之大法內言藏氣藏象有位故可按而紀也外言經氣經脈有序故可終而始也明此四時內外六法則病之表裏陰陽皆可灼然明辨故爲持脈之大法

玉機眞藏論曰春脈者肝也東方木也萬物之所以始生也故其氣來耎弱輕虛而滑端直以長故曰弦反此者病端直以長狀如弓弦則有力矣然軟弱輕虛而滑則弦不至于太勁宛然春和之象也其氣來實而強此謂太過病在外其氣來不實而微此謂不及病在中實而強太則不能耎弱輕虛矣不實而微不能端直以長矣皆弦脈之反也故上文曰反此者病外病多有餘內病多不足大抵然也太過則令人善忘忽忽眩冒而

巔疾其不及則令人胸痛引背下則兩脇胠滿忘當作怒本神篇曰肝虛則恐實則怒氣交變大論曰歲木太過忽忽善怒眩冒巔疾眩者目花也冒者神昏也足厥陰之脈會于巔貫鬲布脇故見症乃爾夏脈者心也南方火也萬物之所以盛長也故其氣來盛去衰故曰鉤反此者病鉤義如木之垂枝即洪脈也其來則盛其去則衰陽盛之象其氣來盛去亦盛此謂太過病在外其氣來不盛去反盛此謂不及病在中來盛去盛鉤之過也來不盛去反盛鉤之不及也去反盛者非强盛也凡脈自骨出膚謂之來自膚入骨謂之去太過則令人身熱而膚痛為浸淫其不及則令人煩

心上見欬唾下爲氣泄太過則陽有餘而病在外故身熱膚痛浸淫者濕熱之甚也不及則君火衰而病在內故爲心不足而煩火乘金而欬氣泄者陽氣下陷也

秋脈者肺也西方金也萬物之所以收成也故其氣來輕虛以浮來急去散故曰浮反此者病浮者輕虛之別名也來急去散亦是狀浮之象也卽毛也其氣來毛而中央堅兩傍虛此謂太過病在外其氣來毛而微此謂不及病在中毛而有力爲中央堅毛而無力爲微太過則令人逆氣而背痛慍慍然其不及則令人喘呼吸少氣而欬上氣見血下聞病音肺主氣故太過則氣逆背痛慍慍者

氣鬱貌不及則氣短而欬氣不歸原故上氣陰虛內損故見血下聞病音者腸鳴洩氣也冬脉者腎也北方水也萬物之所以合藏也故其氣來沉以搏故曰營反此者病營者退藏于密之義也卽沉石之義也其氣來如彈石者此謂太過病在外其去如數者此謂不及病在中彈石者堅强之象也如數者非眞數也言去之速也太過則令人解㑊脊脈痛而少氣不欲言其不及則令人心懸如病饑𦝫中淸脊中痛少腹滿小便變解者懈怠而肢體不收也㑊者形跡困倦也脊痛者腎脈所過也邪氣太過則正氣少而不欲言矣心腎不交故心中如饑𦝫中者季脇下空軟處腎之所居也腎

脈貫脊屬腎絡膀胱故為脊痛腹滿便變諸症

脾脈者土也孤藏以灌四旁者也

脾屬土土為萬物之母運行水穀變化精微以灌溉于南心北腎東肝西肺故曰四旁也孤藏者位居中央寄旺四時之末各十八日四季共得七十二日每季三月各得九十日于九十中除去十八日則每季止七十二日而為五行分旺之數總之五七三百五十二五一十其得三百六十日以成一歲也

善者不可得見惡者可見

善者脾之平脈也脾何以無平脈可見乎土無定位亦無定象古人強名之曰不浮不沉不大不小不疾不徐意思欣欣悠悠揚揚難以名狀此數語者未嘗有定象可指定形可見也不可得見者即難以名狀也惡者即太過不及之病脈也

其來如水之流者此謂太過病在外如鳥之喙者此謂不及病在中

按平人氣象論曰堅銳如烏之喙如水之流故脾死夫如烏之喙者硬而不和如水之流者散而無紀土德有慚病在不治即所謂惡者可見也

平人氣象論曰夫平心脈來累累如連珠如循琅玕曰心平夏以胃氣爲本連珠琅玕喻其盛滿溫潤即微鈎之義也即胃氣之肺也故曰心平病心脈來喘喘連屬其中微曲曰心病喘喘連屬急數之象也其中微曲鈎多胃少之義也死心脈來前曲後居如操帶鈎曰心死前曲者輕取之而堅大後居者重取之而牢實如持革帶金鈎而沖和之意失矣故曰心死平肺脈來厭厭聶聶如落榆莢曰肺平秋以胃氣爲本厭厭聶聶濇之象也如落

榆莢毛之象也輕浮和緩爲有胃氣此肺之平脈也病肺脈來不上不下如循雞羽曰肺病不上不下亦濇也如循雞羽亦毛也但毛多胃少故曰肺病死肺脈來如物之浮如風吹毛如物之浮則無根矣如風吹毛則散亂矣但毛無胃故曰肺死平肝脈來耎弱招招如揭長竿末梢曰肝平春以胃氣爲本招招猶迢迢也揭高舉也高揭長竿脈必和軟和緩弦長弦面有胃氣者也爲肝之平脈病肝脈來盈實而滑如循長竿曰肝病盈實而滑弦之太過也長竿無梢則失其和緩之意此弦多胃少故曰肝病死肝脈來急益勁如新張弓弦曰肝死勁強急也新張弓弦弦而太過但弦無胃者也故曰肝死平脾脈來和

柔相離如雞踐地曰脾平長夏以胃氣爲本和柔
者悠悠揚揚也相離者不糢糊也如雞踐地緩而不迫胃氣之妙也是爲脾平病脾脈
來寔而盈數如雞舉足寔而盈數强急不和也如雞舉足之象此即弱
多胃少爲脾之病死脾脈來鋭堅如烏之喙如烏之距
如屋之漏如水之流曰脾死如烏之喙硬也如烏之距急也如屋
之漏亂也如水之流散也脾氣已絶見此必死平腎脈來喘喘累累如
鈎按之而堅曰腎平冬以胃氣爲本喘喘累累如鈎皆心
脈之陽也兼之沉石則陰陽和平腎脈之有胃氣者病腎脈來如引葛按
之益堅曰腎病引葛者牽連蔓引也按之益堅石多胃少也死腎脈

來發如奪索辟辟如彈石曰腎死索而曰奪則互引而勁急矣辟辟如彈石但石無胃矣腎死之診也

脈要精微論曰夫脈者血之府也營行脈中故爲血府然行是血者是氣爲之司也逆順篇曰脈之盛衰者所以候血氣之虛實則知此舉一血而氣在其中即下文氣治氣病義益見矣長則氣治短則氣病氣足則脈長氣虛則脈短數則煩心大則病進心爲丙丁之原故數則煩心邪盛則脈滿故大則病進上盛則氣高上盛者寸脈盛也氣高者火亢氣逆也下盛則氣脹下盛者關尺脈盛也邪入于下故爲脹滿代則氣衰細則氣少代脈見而氣將絕細脈見而氣不充曰衰則少之甚者也濇則心痛血凝氣滯則脈

濇故主心痛

渾渾革至如湧泉病進而色弊綿綿其去如弦絕死渾渾者洶湧之貌革脈之至如皮革之堅急也湧泉狀其盛滿也見此脈者病漸增進而色天不澤也綿綿弦絕則胃氣絕無眞臟脈見故死

大奇論曰脈至浮合浮合如數一息十至以上是經氣予不足也微見九十日死此以下皆定死期也浮合者如浮波之合後浪催前泛泛無絕如數者似數而非數也數不過為血熱也如數者血敗也浮合者氣敗也一息十至以上死期大迫此云九十日者誤也十字直衍微見者初見也初見此脈九日當死

脈至如火薪然是心精之予奪也草乾而死脈如火然是火旺過極之脈心經之精氣奪盡矣夏令火旺尚可強支水令草乾陽

盡而死矣脈至如散葉是肝氣予虛也木葉落而死散葉者浮泛無根肝氣虛極也木葉落則金旺而未絕其死宜也脈至如省客省客者脈塞而鼓是腎氣予不足也懸去棗華而死省客省問之客時來時去者也塞者濇而代也鼓者堅且搏也濇代爲精敗堅搏爲胃少至于棗華吐則土旺水衰立盡矣脈至如泥丸是胃精予不足也榆莢落而死泥丸者泥彈之狀動短之脈也主胃中精氣不足榆莢至春深而落木旺之時土必敗矣脈至如橫格是膽予不足也禾熟而死橫格者長大堅勁木之眞臟脈也膽之衰敗也禾熟于秋金王而木乃絕也脈至如弦縷是胞精予不足也病善言下霜而

死不言可治弦者喻其勁急縷者喻其細小胞者心胞絡也舌爲心苗火動則善言冬月飛霜水來尅火而死矣不言則所傷猶淺故可救也脈至如交漆交漆者左右傍至也微見三十日死交漆者模糊而大即瀉漆之義也左右傍至大可知也微者初也月令易而死期至矣脈至如湧泉浮鼓肌中太陽氣予不足也少氣味韮英而死湧泉者如泉之湧有升無降而浮鼓于肌表之間是足太陽膀胱氣不足也膀胱爲三陽而主表也令表實裏虛故爲少氣韮英韮花也發于長夏土來尅水故死脈至如頽土之狀按之不得是肌氣予不足也五色先見黑白壘發死土下虛則頽脈來虛大按之不可得正下虛之象也脾主肌肉肌氣即脾氣也

黑爲水色土敗而水反侮之壘藟同卽蓮藟也藟有五而白者發于春木王之時土其絕矣

脈至如懸雍懸雍者浮揣切之益大是十二俞之予不足也水凝而死懸雍者喉間下垂肉乳也俗名喉嚨花浮揣之而大是有陽無陰孤陽亢上之象十二俞者臟腑十二經所輸也水凝而死者陰氣盛而孤陽絕也

脈至如偃刀偃刀者浮之小急按之堅大急五臟菀熱寒熱獨并于腎也如此其人不得坐立春而死偃刀臥刀也浮之小急如刀口也按之堅大急如刀背也重按之腎之應也腎虛則陰消而五臟咸熱雖五臟有鬱菀之熱而發爲寒熱其原則獨歸并于腎也腎因虧損腰脊痠疼不能起坐冬令水旺未卽敗絕遇春乃死也

脈至如丸滑不直

手不直，手者按之不可得也，是大腸氣予不足也，棗葉生而死。（如丸者，流利之狀，正滑脈也。不直手者，滑而不應手，按之則無也。大腸與肺金相爲表裏，棗葉生于初夏，火盛則金絶，故當死。）脈至如華者，令人善恐，不欲坐臥，行立常聽，是小腸氣予不足也，季秋而死。（如華者，盛滿而輕浮也。小腸與心相爲表裏，小腸虛則心亦虛，故善恐不得坐臥也。行立常聽，恐懼多而狐疑也。丙火墓于戌，故當季秋死。）

三部九候論曰：形盛脈細，少氣不足以息者死。（形盛者脈亦盛，其常也。形盛脈細，脈不應形矣。甚而少氣難以布息，死不旋踵。）形瘦脈大，胸中多氣者死。（形小脈小，其常也。形瘦脈大，即不相應，甚而胸中多逆上

之氣陰敗陽孤不死安待形氣相得者生身形與脉氣相得如形小脉小形大

脉大是也參伍不調者病三以相參伍以相類謂之不調者或大或小或遲或

疾或滑或濇不合常度皆病脉也三部九候皆相失者死三部者上

中下三部分天地人分胸膈腹也九候者每部有浮中沉三候三部各三合而爲九候也或應

浮大而反沉細應沉細而反浮大謂之相失而不合于揆度也形肉已脫九候

雖調猶死脾主肌肉爲臟之本若肌肉脫則脾絕矣九候雖調無益也七診

雖見九候皆從者不死七診者獨大獨小獨疾獨遲獨熱獨寒獨陷下

也從順也合也脉順四時之令敗合諸緩之體者雖見七診之脉不至于死

凡持真脉之臟肝者肝至懸絕急十八日死懸絕

者眞臟脈見胃氣已無懸懸欲絶也十八日者爲木金成數之餘金勝木而死也心至懸絶九日死九日者爲火水生成數之餘水勝火也肺至懸絶十二日死十二日者爲金火生成數之餘火勝金也腎至懸絶七日死七日者爲水土生數之餘土勝水也脾至懸絶四日死四日者爲木生數之餘木勝土也

婦人手少陰脈動甚者任子也手少陰心脈也動甚者流利滑動血旺而肤也故當妊子陰摶陽別謂之有子陰摶陽別言陰脈摶動與陽脈迥別也陰陽二字所包者廣以左右言則左爲陽右爲陰以部位言則寸爲陽尺爲陰以九候言則浮爲陽沉爲陰舊說以尺脈洪實爲陰與寸陽脈迥別似矣然則手少陰脈動甚亦

在寸也何取于陽別之旨乎故因會通諸種陰陽而後可決也

徵四失論曰診病不問其始憂患飲食之失節起居之過度或傷于毒不先言此卒持寸口何病能中妄言作名爲麤所窮

此言臨脈者必先察致病之因而後參之以脈則陰陽虛實不致淆訛若不問其始是不求其本也如憂患飲食內因也起居過度外因也傷于毒者不內外因也不先察其因而卒持寸口自謂脈神無假于問豈知眞假逆從脈病原有不合者倉卒一診安能盡中病情妄言作名欺世賣俗誤治傷生損德不小矣

愚按脈者血氣之徵兆也病態萬殊盡欲以三指測其變化非天下之至巧者孰能與于斯許叔微云脈之理幽而難明吾意所解口莫能宣也可以筆墨傳口耳授者皆粗迹也

雖然粗者未諳精者從何而出析而言之二十四字猶嫌其畧約而歸之浮沉遲數已握其綱所以脈不辨陰陽愈索而愈惑也陰陽之義已見于前陰搏陽別之條又滑伯仁曰察脈須辨上下來去至止不明此六字則陰陽不別也上者為陽來者為陽至者為陽下者為陰去者為陰止者為陰上者自尺上于寸陽生于陰也下者自寸下于尺陰生于陽也來者自骨肉而出于皮膚氣之升也去者自皮膚而還于骨肉氣之降也應曰至息曰止此義至淺而至要行遠自邇登高自卑請事斯語矣

藏象

靈蘭秘典論曰心者君主之官也神明出焉心者一身之主故為君主之官其藏神其位南有離明之象故曰神明出焉肺者相傳之官治節出焉位高近君猶之宰輔故為相傳之官肺主氣氣調則臟腑諸官聽其節制無所不治故曰治節出焉肝者將軍之官謀慮出焉肝為震卦壯勇而急故為將軍之官肝為東方龍神龍善變化故為謀慮所出膽者中正之官決斷出焉膽性剛直為中正之官剛直者善決斷肝雖勇急非膽不斷也膻中者臣使之官喜樂出焉脹論云膻中者心主之宮城也貼近君主故稱臣使臟腑之官莫非王臣此獨泛言臣又言使者使令之臣如內侍也按十二臟內

有膻中而無胞絡十二經內有胞絡而無膻中乃知膻中卽胞絡也況喜笑屬火此云喜樂出焉其配心君之府較若列眉矣

脾胃者倉廩之官五味出焉胃司納受脾司運化皆爲倉廩之官五味入胃脾實轉輸故曰五味出焉

大腸者傳道之官變化出焉大腸居小腸之下主出糟粕是名變化傳道

小腸者受盛之官化物出焉小腸居胃之下受盛胃之水穀而分淸濁水液滲于前糟粕歸于後故曰化物

腎者作强之官伎巧出焉腎處北方而主骨宜爲作强之官水能化生萬物故曰伎巧出焉

三焦者決瀆之官水道出焉上焦如霧中焦如漚下焦如瀆三焦氣治則水道疏通故名決瀆之官

膀胱者州都之官津液藏焉氣化則能出矣膀胱位居

卑下故名州都之官經曰水穀循下焦而滲入膀胱蓋膀胱有下口而無上口津液之藏者皆由氣化滲入然後出焉○舊說膀胱有上口而無下口者非也

凡此十二官者不得相失也失則不能相使而疾病作矣故主明則下安以此養生則壽歿世不殆以為天下則大昌主明則十二官皆奉令承命是以壽永推此以治天下則為明君而享至治主不明則十二官危使道閉塞而不通形乃大傷以此養生則殃以為天下者其宗大危戒之戒之君主不明則諸臣曠職或謀不軌自上及下相使之道皆不相通即不奉命也在人身則大傷而命危在朝廷則大亂而國喪矣心為陽中之陽獨尊重之者以陽為一身之主不可不奉之以為性命之根

蒂也

六節藏象論曰：心者，生之本，神之變也；其華在面，其充在血脈，爲陽中之太陽，通于夏氣。根本發榮之謂生，變化不測之謂神。心爲太陽，生身之本也。心主藏神，變化之原也。心主血，屬陽而升，是以華在面，充在血脈也。心居上爲陽藏，又位于南離，故爲陽中之太陽而通于夏也。肺者，氣之本，魄之處也；其華在毛，其充在皮，爲陽中之太陰，通於秋氣。肺統氣，氣之本也。肺藏魄，魄之舍也。肺輕而浮，故其華其充乃在皮毛也。以太陰之經居至高之分，故爲陽中之太陰而通于秋氣也。腎者，主蟄，封藏之本，精之處也；其華在髮，其充在骨，爲陰中之少陰通於冬氣位居亥子職司閉藏猶之蟄虫也腎主水受五藏六腑之精而藏之精之處也髮色黑而為血之餘精足者血充髮受其華矣腎之合骨也故充在骨以少陰之經居至下之地故為陰中之少陰通于冬也肝者罷極之本魂之居也其華在爪其充在筋以生血氣其味酸其色蒼此為陽中之少陽通於春氣筋勞曰罷主筋之藏是為罷極之本肝主藏魂非魂之居乎爪者筋之餘充其筋者宜華在爪也肝為血海自應生血肝主春升亦應生氣酸者木之味蒼者木之色木旺于春陽猶未壯故為陽中之少陽通于春氣脾胃大腸小腸三焦膀胱者倉廪之本營之居也名曰器能化糟粕轉味而入出者也其

華在脣四白其充在肌其味甘其色黃通于土氣六經皆受水穀故均有倉廩之名血為營水穀之精氣也故為營之所居器者譬諸盛物之器也胃受五穀名之曰入脾與大小腸三焦膀胱皆主出也脣四白者脣之四圍白肉際也脣者脾之榮肌者脾之合甘者土之味黃者土之色脾為陰中之至陰分王四季故通于土六經皆為倉廩皆統于脾故曰至陰之類凡十一臟取決于膽也五臟六腑共為十一臟何以皆取決于膽乎膽為奇恒之府通全體之陰陽況膽為春升之令萬物之生長化收藏皆于此托初稟命也

靈樞本輸篇曰肺合大腸大腸者傳道之府心合小腸小腸者受盛之府肝合膽膽者中清之

府脾合胃胃者五穀之府肝合膀胱膀胱者津液之府也少陽屬腎腎上連肺故將兩藏此言臟腑各有所合爲一表一裏也將領也獨腎將兩藏者以手少陽三焦正脈指天散于胸中而腎脈亦上連于肺三焦之下腧屬膀胱而膀胱爲腎之合故三焦者亦合于腎也夫三焦爲中瀆之府膀胱爲津液之府腎以水藏而領水府故腎得兼將兩藏本藏論曰腎合三焦膀胱是也

三焦者中瀆之府也水道出焉屬膀胱是孤之府也中瀆者身中之溝瀆也水之入于口而出于便者必歷三焦故曰中瀆之府水道出焉在本篇曰屬膀胱在血氣形志篇曰少陽與心主爲表裏蓋在下者爲陰屬膀胱而合腎水在上者爲陽合胞絡而通心火三焦所以際上極下象同六合而無所不包也十二臟中惟三

焦獨大諸臟無與匹者故稱孤府難經及叔和啟玄皆以三焦有名無形已爲悞矣陳無擇創言三焦有形如脂膜更屬不經靈樞曰密理厚皮者三焦厚粗理薄皮者三焦薄又曰勇士者三焦理橫怯士者其焦理縱又曰上焦出于胃上口並咽以上貫膈而布胸中中焦亦並胃中出上焦之後泌糟粕蒸精液化精微而爲血下焦者別迴腸注于膀胱而滲入焉水穀者居于胃中成糟粕下大腸而成下焦又曰上焦如霧中焦如漚下焦如瀆既曰無形何以有厚薄何以有縱有橫何以如霧如漚如瀆何以有氣血之別耶

金匱眞言論曰東方青色入通于肝開竅于目藏精于肝其病發驚駭其味酸其類草木其畜雞易曰巽爲雞東方風木之畜也其穀麥麥成最早故應東方春氣其應四

時上爲歲星是以春氣在頭也〔春氣上升〕其音角其數八〔易曰天三生木地八成之〕是以知病之在筋也其臭臊〔禮月令云其臭羶羶卽臊也〕南方赤色入通于心開竅于耳〔陰陽應象論曰心在竅爲舌腎在竅爲耳此云開竅于耳則耳兼心腎也〕藏精于心故病在五臟〔心爲五臟之君心病則五臟應之〕其味苦其類火其畜羊〔五常政大論曰其畜馬此云羊者或因午未俱在南方耳〕其穀黍〔黍色赤宜爲心家之穀五常政大論云其穀麥二字相似疑悞也〕其應四時上爲熒惑星是以知病之在脈也其音徵其數七〔地二生火天七成之〕其臭焦〔焦爲火氣所化〕中央黃色入通于脾故

病在舌本脾之脈連舌本散舌下其味甘其類土其畜牛牛屬丑而色黃易曰坤爲牛其穀稷稷小米也粳者爲稷糯者爲黍爲五穀之長色黃屬土其應四時上爲鎮星是以知病之在肉也其音宮其數五其臭香西方白色入通于肺開竅于鼻藏精于肺故病在背肺雖在胸中實附于背也其味辛其類金其畜馬肺爲乾象易曰乾爲馬其穀稻稻色白故屬金其應四時上爲太白星是以知病之在皮毛也其音商其數九地四生金天九成之其臭腥北方黑色入通于腎開竅于二陰藏精于腎故病在谿氣穴論云

肉之大會爲谷肉之小會爲谿谿者水所流注也

其味鹹其類水其畜

彘易曰坎爲水其穀豆黑者屬水其應四時上爲辰星是以知病之在骨也其音羽其數六天一生水地六成之其臭腐腐爲水氣所化禮月令云其臭朽朽卽腐也

陰陽應象大論曰東方生風風生木木生酸酸生肝肝生筋筋生心木生火也肝主目其在天爲玄玄者天之本色此總言五臟不專指肝也在人爲道道者生天生地生物者也肝主生生之令故比諸道在地爲化化生化也自無而有自有而無總名曰化肝主春生故言化耳化生五味道生智生意不窮智所由出玄生神玄冥之中

不存一物不外一物莫可名狀强名曰神○按在天爲玄至此六句以下四臟皆無獨此有之以春貫四時元統四德蓋兼五行六氣而言非獨指東方也觀天元紀大論有此數語亦總貫五行義益明矣神在天爲風飛揚散動周流六虛風之用也六氣之首也在地爲木在體爲筋在臟爲肝在色爲蒼在變動爲握握者筋之用也在竅爲目在味爲酸在志爲怒怒傷肝悲勝怒悲爲肺志金勝木也風傷筋燥勝風燥爲肺氣金勝木也酸傷筋辛勝酸辛爲肺味金勝木也南方生熱熱生火火生苦苦生心心生血血生脾火生土也心主舌舌爲心之官也其在天爲熱在地爲火在體爲脈在臟爲

心在色爲赤在音爲徵在聲爲笑在變動爲憂心有餘則笑不足則憂在竅爲舌在味爲苦在志爲喜喜傷心恐勝喜恐爲腎志水勝火也熱傷氣壯火食氣寒勝熱水勝火也苦傷氣苦爲心味氣屬金家火尅金也苦爲大寒氣爲陽主苦則氣不和矣鹹勝苦鹹爲腎味水尅火也中央生濕濕生土土生甘甘生脾脾生肉肉生肺土生金也脾主口其在天爲濕在地爲土在體爲肉在藏爲脾在色爲黃在音爲宮在聲爲歌在變動爲噦在竅爲口在味爲甘在志爲思思傷脾怒勝思木勝土也濕傷肉風勝濕

木勝土也甘傷肉酸勝甘木味勝土西方生燥燥生金金
生辛辛生肺肺生皮毛皮毛生腎金生水也肺主鼻
其在天爲燥在地爲金在體爲皮毛在藏爲肺
在色爲白在音爲商在聲爲哭悲哀則哭肺之聲也在變
動爲欬在竅爲鼻在味爲辛在志爲憂金氣燥慄故令
人憂憂甚則悲矣憂傷肺悲憂則氣消喜勝憂熱傷皮毛寒
勝熱水制火也辛傷皮毛苦勝辛火制金也北方生寒寒
生水水生鹹鹹生腎腎生骨髓髓生肝水生木也腎
主耳其在天爲寒在地爲水在體爲骨在藏爲

腎在色爲黑在音爲羽在聲爲呻在變動爲慄寒則戰慄恐則戰慄腎水之象也在竅爲耳在味爲鹹在志爲恐恐傷腎恐則足不能行恐則遺尿恐則陽痿是其傷也思勝恐土制水也

寒傷血陰陽應象大論云寒傷形血爲有形形即血也燥勝寒燥則水涸故勝

鹹傷血甘勝鹹寒若五行之常宜土濕勝水寒然濕與寒同類不能制也土勝水也新校正云在東方曰風傷筋酸傷筋中央曰濕傷肉甘傷肉是自傷也南方曰熱傷氣苦傷氣北方曰寒傷血鹹傷血是傷我所勝也西方云熱傷皮毛是所不勝傷已也辛傷皮毛是自傷也五方所傷有此三例不同

靈樞本神篇曰天之在我者德也地之在我者

氣也德流氣薄而生者也理賦于天者德也形成于地者氣也天地絪縕德下流而氣上薄人乃生焉故生之來謂之精來者所從來也生之來即有生之初也陰陽二氣各有其精精者即天一生水地六成之為五行之最初故萬物初生其來皆水易曰男女媾精萬物化生是也兩精相搏謂之神兩精者陰陽也相搏者交媾也易曰天數五地數五五位相得而各有合周子曰二五之精妙合而凝即兩精相搏也神者至靈至變無形無象柰何得之精搏之後乎天元紀大論曰陰陽不測之謂神易曰知變化之道者其知神之所為乎神者即虛極之本生天生地者也瀰滿乾坤無之非是故易曰神無方即天之所以為天地之所以為地者也二五妙合之後宛然小天地矣故云

隨神往來者謂之魂並精而出入者謂之魄陽神

曰魂陰神曰魄人之生也以氣養形以形攝氣氣之神曰魂形之靈曰魄生則魂載于魄魄檢其魂死則魂歸于天魄歸于地魂喻諸火魄喻諸鏡火有光燄物來便燒鏡雖照見不能燒物夫人夢有動作身常靜定動者魂之用靜者魄之體也夫精爲陰神爲陽魂爲陽魄爲陰故隨神往來並精出入各從其類也

所以任物者謂之心神雖藏于心神無形而體虛心有形而任物君主之官萬物皆任也心有所憶謂之意心已起而未有定屬者意也意之所存謂之志意已決而確然不變者志也因志而存變謂之思志雖定而反覆計度者思也因思而遠慕謂之慮思之不已必遠有所慕憂疑展轉者慮也因慮而處物謂之智慮而後動處事靈巧者智也五者各歸所主之藏而總統于心故諸藏爲臣使而心爲君

主也

心怵惕思慮則傷神，傷神則恐懼自失，破䐃脫肉，毛悴色夭，死于冬。神藏于心，心傷則神不安，失其主宰也。心者脾之母，心虛則脾亦薄，肉乃消瘦也。毛悴者，憔悴也。色夭者，心之色赤，赤欲如白裹朱，不欲如赭，火衰畏水，故死于冬。

脾愁憂而不解則傷意，意傷則悗亂，四肢不舉，毛悴色夭，死于春。憂本傷肺，今以屬脾者，子母相通也。憂則氣滯而不運，故悗悶也。四肢稟氣于胃，而不得至經，必因于脾乃得稟也。故脾傷則四肢不舉。脾之色黃，黃欲如羅裹雄黃，不欲如黃土，土衰畏木，故死于春。

肝悲哀動中則傷魂魂傷則狂忘不精不精則不正當人陰縮而攣筋兩脇骨不舉毛悴色夭死于秋悲哀亦肺之志而傷肝者金伐木也肝藏魂魂傷則或爲狂亂或爲健忘不精者失見精明之常則邪妄而不正也肝生筋故陰縮攣急兩脇者肝之分肝敗則不舉肝色青青欲如蒼璧之澤不欲如藍木衰畏金故死于秋

肺喜樂無極則傷魄魄傷則狂狂者意不存人皮革焦毛悴色夭死于夏喜樂屬心而傷肺者火乘金也肺藏魂魂傷則不能鎮靜而狂意不存人者傍若無人也肺主皮故皮革焦也肺色白白欲如鵞羽不欲如鹽金衰畏火故死于夏

腎盛怒而不止則傷志，志傷則喜忘其前言，腰脊不可以俛仰屈伸，毛悴色夭，死于季夏。怒者肝志，而傷腎者，子母相通也。腎藏志，志傷則喜忘其前言。腰爲腎之府，脊爲腎之路，腎傷則不可俛仰屈伸。腎色黑，黑欲如重漆色，不欲如地蒼。水衰畏土，故死于季夏。

恐懼而不解則傷精，精傷則骨痠痿厥，精時自下。此亦腎傷也，特傷于本藏之志爲異于前耳。恐則氣下，故精傷。腎主骨，精傷則骨痠。痿者陽之痿，厥者陽之衰。閉藏失職，則不因交感，精自下矣。

經脈別論曰：食氣入胃，散精于肝，淫氣于筋。精者，食之輕清者也。肝主筋，故胃家散布于肝，則浸淫滋養于筋也。

食氣入胃，濁氣

歸心淫精于脈濁者食之厚濁者也心主血脈故食氣歸心則精氣浸淫于脈也脈氣流經經氣歸于肺肺朝百脈輸精于皮毛淫于脈者必流于經經脈流通必由于氣氣主于肺而為五臟之華蓋故為百脈之朝會皮毛者肺之合也是以輸精毛脈合精行氣于肺脈主毛心主脈肺藏氣心主血一氣一血奉以生身一君一相皆處其上而行氣于氣府即膻中也府精神明留于四藏氣歸于權衡膻中即心胞絡為心之府權所受之精還稟命于神明神明屬心五藏之君主留當作流流其精于四藏則四藏之氣咸得其平而歸于權衡矣權衡者平也故曰主明則下安主不明則十二官危權衡以平氣口成寸以決死生藏府既平必朝宗于氣口成一寸之脈以決死生也飲入

于胃，遊溢精氣，上輸于脾，脾氣散精，上歸于肺，水飲入胃，先輸于脾，是以中焦如漚也。脾氣散精，朝于肺部，象地氣上升而蒸爲雲霧，是以上焦如霧也。通調水道，下輸膀胱，肺氣運行，水隨而注，故通調水道，下輸膀胱，是以下焦也。若氣不能下化，則小便不通，故曰膀胱者，州都之官，津液藏焉，氣化則能出矣。水精四布，五經並行，合于四時五藏陰陽，揆度以爲常也。脈化氣以行水，分布于四藏，則五藏並行矣。合于四時者，上輸象春夏之升，下輸象秋冬之降也。五藏陰陽者，即散精淫精輸精是也。如是則不愆于道揆法度矣，故以爲常也。

五運行大論　帝曰：病之生變何如？岐伯曰：氣相

得則微不相得則甚相得者彼此相生則氣和而病微不相得者彼此相尅則氣乖而病甚帝曰主歲何如岐伯曰氣有餘則制己所勝而侮所不勝其不及則己所不勝侮而乘之己所勝輕而侮之主歲謂五運六氣各有所主之歲也己所勝我勝彼也所不勝彼勝我也假令木氣有餘則制己所勝而土受其尅濕化乃衰侮所不勝則反受木之侮也木氣不足則己所不勝者金來侮之己所勝者土亦侮之侮反受邪侮而受邪寡于畏也恃我能勝侮之太甚則有勝必復反受其邪如木來尅土侮之太甚則脾土之子實肺金也乘木之虛來復母讐如吳王起傾國之兵與中國爭越乘其虛遂入而滅吳矣此因侮受其邪五行勝復之自然者也

靈樞決氣篇曰兩神相搏合而成形常先身生是謂精兩神相搏即陰陽交媾精互而成形精為形先也本神篇曰兩精相搏謂之神此又曰兩神云云者蓋神為精宰精為神用神中有精精中亦有神也蓋以見神之虛靈無在不有精且先身而生神復先精而立前乎無始後乎無終知此者可與言神矣上焦開發宣五穀味熏膚充身澤毛若霧露之溉是謂氣氣屬陽本乎天者親上故在上焦開發宣布上焦如霧者是也邪客篇云宗氣積于胸中出于喉嚨以貫心肺而行呼吸焉刺節眞邪論曰眞氣受于天與穀氣并而充身者也營衛篇曰人受氣于穀穀入于胃以傳于肺五藏六府皆以受氣故能薰膚充身澤毛腠理發泄汗出溱溱是謂津津者陽之液汗者津之發也穀入氣滿

淖澤注于骨，骨屬屈伸，洩澤補益腦髓，皮膚潤澤，是謂液。液者陰之精，穀入于胃，氣滿而化液，故能潤骨，骨受潤，故能屈伸。經脈流，故能洩澤，內而補腦髓，外而潤皮膚，皆液也。中焦受氣取汁，變化而赤，是為血。水穀必入于胃，故中焦受穀，運化精微，變而為汁，又變而赤，以奉生身，是名為血。壅遏營氣，令無所避，是謂脈。壅遏者，隄防也，猶道路之界，江河之岸也。俾營氣無所避而必行其中者，謂之脈。脈者非氣非血，所以行氣行血者也。精脫者耳聾，耳為腎竅，精脫則耳失其用矣。氣脫者目不明，藏府之陽氣皆上注于目，氣脫則目失其用矣。津脫者腠理開，汗大泄，汗，陽津也，汗過多則津必脫，故曰汗多亡陽。液脫者骨屬屈伸不利，色天腦髓消脛痠耳數鳴液脫則骨髓枯故屈伸不利腦消脛痠色亦枯天也耳鳴者液脫則腎虛也血脫者色白天然不澤色之榮者血也血脫者色必枯白也

愚按藏府攸分固微渺也指而列之則有象可按矣古之至神者若見垣若內照咸用此耳然變變化化有不可以常法律者則象也而神矣故曰廢象者暗行膠象者待兔

內經知要卷下

雲間李念莪先生原輯

河東薛生白校正重刊

經絡

靈樞經脈篇曰肺手太陰之脈起于中焦手之三陰從藏走手故手太陰肺脈起于中焦當胃之中脘也 十二經者營也故曰營行脈中首言肺者肺朝百脈也循序相傳盡于肝經終而復始又傳于肺是爲一周下絡大腸肺與大腸爲表裏故絡大腸凡十二經相通各有表裏在本經者曰屬他經者曰絡還循胃口還復也循繞也下絡大腸還上循胃口上膈屬肺身中膈膜居心肺之下前

齊鳩尾後齊十一椎周圍相着以隔濁氣不使薰于肺也從肺系橫出腋下肺系喉嚨也腋下者膊下脇上也下循臑內臑者膊之內側上至腋下至肘也行少陰心主之前少陰者心也心主者胞絡也手之三陰太陰在前厥陰在中少陰在後下肘中循臂內膊與臂之交曰肘內者內側也上骨下廉入寸口骨掌後高骨也下廉骨不側也寸口即動脈也上魚循魚際手腕之上大指之下肉隆如魚故曰魚寸口之上魚之下曰魚際穴出大指之端端指尖也手太陰肺經止于此其支者從腕後直出次指內廉出其端支者如本之枝也正經之外復有旁分之絡此本經別絡從腕後直出次指之端交商陽穴而接手陽明經也

大腸手陽明之脉起于大指次指之端次指食指也手之三陽從手至頭循指上廉出合谷兩骨之間上廉上側也凡諸經脉陽行于外陰行于內後諸經皆同合谷穴名兩骨卽大指次指後岐骨也俗名虎口上入兩筋之中腕中上側兩筋陷中陽谿穴也循臂上廉入肘外廉上臑外前廉上肩出髃骨之前廉肩端骨罅爲髃骨上出于柱骨之會上背之上頭之根爲天柱骨六陽皆會于督脉之大椎是爲會上下入缺盆絡肺下膈屬大腸自大椎而前入缺盆絡肺復下膈當臍旁屬于大腸其支者從缺盆上頸貫頰入下齒中耳下曲處爲頰還出挾口交人中左之右右之左

上挾鼻孔人中即督脉之水溝穴由人中而左右互交上挾鼻孔手陽明經止于此自山根交承泣而接足陽明經也胃足陽明之脉起于鼻交頞中頞鼻莖也又名山根足之三陽從頭走足旁納太陽之脉納入也足太陽起于目內眥與頞交通下循鼻外入上齒中還出挾口環唇下交承漿環繞也承漿任脉穴却循頤後下廉出大迎腮下爲頷頷中爲頤循頰車上耳前過客主人循髮際至額顱頰車在耳下本經穴也客主人在耳前足少陽經穴也髮之前際爲額顱其支者從大迎前下人迎循喉嚨入缺盆下膈屬胃絡脾絡脾者胃與脾爲表裏也

其直者從缺盆下乳內廉下挾臍入氣街中氣街卽氣衝也在毛際兩旁鼠鼷上一寸其支者起于胃口下循腹裏下至氣街中而合胃口者胃之下口卽幽門也支者與直者會合于氣街以下髀關抵伏兔下膝臏中下循脛外廉下足跗入中指內間抵至也髀關伏兔皆膝上穴也膝蓋曰臏骭骨曰脛足面曰跗由跗而入足之中指內間足陽明經止于此其支者下廉三寸而別下入中指外間其支者別跗上入大指間出其端陽明別絡入中指外間又其支者別行入大指間斜出足厥陰行間之次循大指出其端而接足太陰經也

脾足太陰之脈起于大指之端足之三陰從足走腹故足太陰脈發于此循指內側白肉際過核骨後上內踝前廉核骨在足大指本節後內側圓骨也滑氏誤作孤拐骨上踹音傳內循脛骨後交出厥陰之前足肚曰踹交出厥陰之前卽地機陰陵泉也上膝股內前廉股大腿也前廉者上側也當血海箕門之穴入腹屬脾絡胃脾胃爲表裏故屬脾絡胃上膈挾咽連舌本散舌下其支者復從胃別上膈注心中足太陰外行者由腹上府舍腹結等穴散于胸中而止于大包其內行而支者自胃脘上膈注心而接手少陰經也

心手少陰之脈起于心中出屬心系心當五椎之下其系

有五上系連肺肺下系心心下三系連脾肝腎故心通五藏而爲之主也下膈絡小腸心與小腸爲表裏故下膈當臍上二寸下脘之分絡小腸也其支者從心系上挾咽繫目系其直者復從心系却上肺下出腋下出腋下上行極泉穴手少陰經行于外者始此下循臑內後廉行太陰心主之後臑內後廉青靈穴也手之三陰少陰居太陰厥陰之後下肘內循臂內後廉抵掌後銳骨之端手腕下踝爲銳骨神門穴也入掌內後廉循小指之內出其端手少陰經止于此乃交小指外側而接手太陽經也滑氏曰心爲君主尊于他藏故其交經授受不假支别云

小腸手太陽之脉起手小指之端循手外側上腕出踝中前谷後谿腕骨等穴直上循臂骨下廉出肘內側兩筋之間循臂下廉陽谷等穴出肘內側兩骨尖陷中小海穴也上循臑外後廉行手陽明少陽之外出肩解繞肩胛交肩上肩後骨縫曰肩解肩胛者臑腧天宗等處肩上者秉風曲垣等穴左右交于兩肩之上會于督脉之大椎入缺盆絡心心與小腸爲表裏循咽下膈抵胃屬小腸循咽下膈抵胃當臍上二寸屬小腸此本經之行于內者其支者從缺盆循頸上頰至目銳眥却入耳中其支行于外者出缺盆循頸中之天窗上頰後之天容由顴髎以入耳中聽宮穴也手太陰經止于此其支者別

循頰上頔抵鼻至目內眥斜絡于顴目下爲頔目內角爲內眥顴即顴髎穴手太陽自此交目內眥而接足太陽經也

膀胱足太陽之脉起于目內眥上額交巔由攢竹上額歷曲差五處等穴自絡却穴左右斜行而交于巔頂之百會其支者從巔至耳上角支者由百會旁行至耳上角過足少陽之曲鬢率谷天衝浮白竅陰完骨故此六穴者皆足太陽少陽之會其直者從巔入絡腦自百會通天絡郄玉枕入絡于腦還出別下項循肩髆內挾脊抵要中腦後復出別下項由天柱而下會督脉之大椎陶道郄循肩髆內作四行而下挾脊抵腰入循膂絡腎屬膀胱腎屬膀胱爲表裏也夾脊兩旁之肉曰膂其支者從

腰中下挾脊貫臀入膕中尻旁大肉曰臀膝後曲處曰膕其支者從膊內左右別下貫胛挾脊內此支言肩膊內大杼下外兩行也左右貫胛去脊各三寸別行歷附分魄戶膏肓等穴挾脊下過髀樞過髀樞循髀外從後廉下合膕中會于足少陽之環跳循髀外後廉去承扶一寸五分之間下行復與前之入膕中者相會合以下貫踹內出外踝之後循京骨至小指外側小指本節後大骨曰京骨足太陽經穴止此乃交于小指之下而接足少陰經也

腎足少陰之脉起于小指之下邪走足心出于然谷之下循內踝之後別入跟中然谷在內踝前大骨下內

踝之後別入跟中卽太谿太鍾等穴以上踹內出膕內廉上股內後廉貫脊屬腎絡膀胱上股內後廉結于督脈之長強以貫脊而後屬于腎前當關元中極而絡于膀胱相為表裏也其直者從腎上貫肝膈入肺中循喉嚨挾舌本其直行者從肓俞屬腎處上行循商曲石關陰都通谷諸穴貫肝上循幽門上膈歷于步廊入肺中循神封靈墟神藏或中俞府而上循喉嚨並人迎挾舌本而終其支者從肺出絡心注胸中支者自神藏之際從肺絡心至胸以上俞府諸穴足少陰經止于此而接手厥陰經也

心主手厥陰心胞絡之脉起于胸中心主者心之所主也胞絡為心之府故名出屬心胞絡下膈歷絡三焦心胞絡為心君之

外衛三焦爲藏府之外衛故爲表裏而相絡諸經皆無歷字獨此有之達上中下也其支者循胸出脇下腋三寸腋下三寸天池手厥陰經穴始此上抵腋下循臑內行太陰少陰之間上抵腋下之天泉循臑內行太陰少陰之間以手之三陰厥陰在中也入肘中下臂行兩筋之間入肘中曲澤也下臂行兩筋之間郄門間使內關大陵也入掌中循中指出其端掌中勞宮也中指端中衝也手厥陰經止于此其支者別掌中循小指次指出其端次指者無名指也支者自勞宮別行無名指端而接乎手少陽經也

三焦手少陽之脈起于小指次指之端上出兩

指之間即小指次指之間液門中渚穴循手表腕出臂外兩骨之間手表腕陽池也臂外兩骨間外關支溝等穴上貫肘循臑外上肩而交出足少陽之後上貫肘之天井循臑外歷清冷淵消濼臑會上肩髎自天髎而交出足少陽之後也入缺盆布膻中散絡心包下膈循屬三焦內行者入缺盆復由足陽明之外下布膻中散絡心包相為表裏自上焦下膈循中焦以約下焦其支者從膻中上出缺盆上項繫耳後直上出耳上角以屈下頰至䪼其支行于外者自膻中上缺盆會于督脈之大椎循天牖繫耳後之翳風瘈脈顱息出耳上角過足少陽之懸釐頷厭下行耳頰至䪼其支者從耳後入耳中出走耳前

過客主人前交頰至目銳眥（此支從耳後翳風入耳中過手太陽之聽宮出走耳前過足少陽之客主人交頰上絲竹空至目銳眥會于童子髎手少陽經止于此而接足少陽經也）

膽足少陽之脉起于目銳眥上抵頭角下耳後（由聽會客主人抵頭角下耳後行天衝浮白竅陰完骨）循頸行手少陽之前至肩上却交出手少陽之後入缺盆（循頸過手少陽之天牖行少陽之前下至肩上循肩井復交出手少陽之後過督脉之大椎而入于足陽明缺盆之外）其支者從耳後入耳中出走耳前至目銳眥後（從耳後顳顬過手少陽之翳風過手太陽之聽宮出走耳前復自聽會至目銳眥）

其支者別銳眥下大迎合于手少陽抵于䪼支者別自目外眥下足陽明大迎由手少陽之絲竹和髎而抵于䪼下加頰車下頸合缺盆自頰車下頸循本經之前與前之入缺盆者會合以下胸中貫膈絡肝屬膽循脇裏出氣街繞毛際橫入髀厭中下胸當手厥陰天池之分貫膈足厥陰期門之分絡肝本經日月之分屬膽而相為表裏乃循脇裏由足厥陰章門下行出足陽明氣街繞毛際合于足厥陰以橫入髀厭中環跳穴

其直者從缺盆下腋循胸過季脇下合髀厭中直而行于外者從缺盆下行復與前之入髀厭者會合以下循髀陽出膝外廉下外輔骨之前髀陽髀之外側也輔骨膝兩旁高骨也由髀陽歷中

瀆陽關出膝外廉下外輔骨之前自陽陵泉以下陽交等穴直下抵絶骨之端下出外踝之前循足跗上入小指次指之間外踝上骨際曰絶骨陽輔穴也下行懸鍾循足面入小指次指之間至竅陰穴足少陽經止于此其支者別跗上入大指之間循大指岐骨內出其端還貫爪甲出三毛足大指次指本節後骨縫爲岐骨大指爪甲後二節間爲三毛自此接足厥陰經

肝足厥陰之脉起于大指叢毛之際上叢毛即三毛也循足跗上廉去內踝一寸足面上行間太衝也內踝一寸中封也上踝八寸交出太陰之後上膕內廉上踝過足太陰之三

陰交歷蠡溝中都交出大陰之後上膕內廉至膝關曲前也循股陰入毛中

過陰器股陰內側也循股內之陰包五里陰廉上會于足太陰之衝門府舍入陰毛中急脈左右相交環繞陰器而會于任脈之曲骨抵小腹挾胃屬肝絡膽入小腹會于任脈之中極關元循章門至期門挾胃屬肝下足少陽日月之所絡膽肝胆相爲表裏也上貫膈布脇肋貫膈行足太陰食竇之外太包之裏布脇肋上足少陽淵液手太陰雲門足厥陰經穴止此循喉嚨之後上入頏顙連

目系上出額與督脈會于巔頏顙咽顙也目內深處爲目系其內行而上者循喉嚨後入頏顙行足陽明大迎地倉四白之外內連目系上出足少陽陽白之外臨泣之裏與寸脈會于巔之百會穴其支者從目系下頰裏環唇

內從目系下行任脈之外本經之裏下頰環脣其支者復從肝別貫膈上注肺從前期門屬肝之所行足太陰食竇之外本經之裏別貫膈上注肺下行挾中脘之分復接手太陰肺經十二經一周已盡也

任脈者起于中極之下以上毛際循腹裏上關元至咽喉上頤循面入目以下任督衝蹻皆奇經也無表裏配合故謂之奇中極任脈穴也在曲骨上一寸中極之下爲胞宮任督衝三脈皆起于胞宮而出于會陰任由會陰而行復督由會陰而行背衝由會陰出並少陰而散胸中

衝脈者起于氣街並少陰之經俠臍上行至胸中而散起者外脉所起非發源也氣街卽氣衝在毛際兩旁起于氣街並足少陰之經

會于橫骨大赫等十一穴俠臍上行至胸中而散此衝脉之前行者也肰少陰之脉上股內後廉貫脊屬腎衝脉亦入脊內伏衝之脉肰則衝脉之後行者當亦並少陰無疑也

任脉爲病男子內結七疝女子帶下瘕聚（任脉自前陰上毛際行腹裏故男女之爲病若此也）

衝脉爲病逆氣裏急（衝脉俠臍上行至胸氣不順則逆血不和則急也○）

督脉爲病脊强反折（督脉貫脊故病如此）

督脉起于少腹以下骨中央女子入繫廷孔（少腹乃胞宮之所居骨中央者橫骨下近外之中央也廷正也直也廷孔溺孔也）

其孔溺孔之端也（女人溺孔在前陰中橫骨之下孔之上際謂之端乃督脉外起之所雖言女子肰男子溺孔亦在橫骨下

中央第爲宗筋所函故不見耳其絡循陰器合簒間繞簒後簒者交簒之義即前後二陰之間也別繞臀至少陰與巨陽中絡者合少陰上股內後廉貫脊屬腎足少陰之脉上股內後廉足太陽之脉外行者過髀樞中行者挾脊貫臀故此督脉之別繞臀至少陰之分與巨陽中絡者合少陰之脉並行而貫脊屬腎也與太陽起于目內眥上額交巔上入絡腦還出別下項循肩髆內俠脊抵腰中入循膂絡腎此亦督脉之別絡並足太陽經上頭下項俠脊抵腰復絡于腎其直行者自尻上脊下頭由鼻而至人中也其男子循莖下至簒與女子等其少腹直上者貫齊中央上貫心入喉上

頤環脣上繫兩目之下中央此自小腹直上者皆任脉之道而此列爲督脉啟玄子引古經云任脉循背謂之督脉自少腹直上者謂之任脉亦謂之督脉此生病從少腹上衝心而痛不得前後爲衝疝此督脉自臍上貫心故爲病如此名爲衝疝實兼衝任而爲病也其女子不孕癃痔遺溺嗌乾女子諸症雖由督脉所生實亦任衝之病王氏曰任脉者女子得之以任養也衝脉者以其氣上衝也督脉者督領諸脉之海也三脉皆由陰中而上故其病如此督脉生病治督脉治在骨上甚者在齊下營骨上謂曲骨上毛際中齊下營謂臍下一寸陰交穴也皆任脉之穴而治督脉之病正以脉雖有三論治但言督脉而不云任衝所用之穴亦以任爲督可見三脉同體督即任衝之綱領任衝即

督之別名耳

蹻脉者，少陰之別，起于然谷之後，蹻脉有二，曰陰蹻，曰陽蹻。少陰之別，腎經之別絡也。然谷之後，照海也。此但言陰蹻，未及陽蹻。惟繆刺論曰：邪客于足陽蹻之脉，刺外踝之下半寸所。蓋陽蹻爲太陽之別，故難經曰：陽蹻脉起于跟中，循外踝上行，入風池；陰蹻者，亦起于跟中，循內踝上行，至咽喉，交貫衝脉。故陰蹻爲足少陰之別，起于照海；陽蹻爲足太陽之別，起于申脉。庶得其詳也。上內踝之上，直上循陰股，入陰，上循胸裏，入缺盆，上出人迎之前，入頄，屬目內眥，合于太陽、陽蹻而上行，氣并相還，則爲濡目，氣不榮則目不能合。自內踝直上入陰，循胸，皆並足少陰上行也然足少陰之直者循喉嚨而挾舌本此則入缺盆上出人迎之前入頄屬目内眥以合于足太陽之陽蹻是蹻脉有陰陽之異也陰蹻陽蹻之氣并行迴還而濡潤于目若蹻氣不榮則目不能

合

○按陰維脉起于諸陰之交其脉發于足少陰築賓穴爲陰維之郄在内踝上五寸腨肉分中上循股内廉上行入少腹會足太陰厥陰少陰陽明于府舍上會足太陰于大横腹哀循脇肋會足厥陰于期門上胸膈挾咽與任脉會于天突廉泉上至頂泉而終太陽維脉起于諸陽之會其脉發于足太陽金門穴在足外踝下一寸五分上外踝七寸會足少陽于陽交爲陽維之郄循膝外廉上髀厭抵小腹側會足少陽于居髎循脇肋斜上肘上會手陽明足太陽于臂臑過肩前與手少陽會于臑會天髎却會手足少陽足陽明于肩井入肩後會手太陽陽蹻于臑

俞上循耳後會手足少陽于風池上腦空承靈正營目窗臨泣下額與手足少陽陽明五脉會于陽白循頭入耳上至本神而止　帶脉起于季脇足厥陰之章門穴同足少陽循帶脉圍身一周如束帶然又與足太陽會于五樞維道二蹻為病苦癲癇寒熱皮膚淫痺少腹痛裏急

腰及髖窌下相連陰中痛男子陰疝女人漏下

二維為病陰陽不能相維則悵然失志溶溶不能自收持陽維為病苦寒熱陰維為病苦心痛陽維主表陰維主裏　帶脉為病腹滿腰溶溶如坐水中婦人小腹痛裏急後重瘛瘲月事不調赤白帶下　李瀕湖云奇經八脉者陰維也陽維也陰蹻也陽蹻也衝也任也督也帶也陽維起于諸陽之會由外踝而上行于衛分陰維起于諸陰之交由内踝而上行于營分所以為一身之綱維也陽蹻起于跟中循外踝上行于身之左右陰蹻起于跟中循内踝上行于身之左右所以使機關之蹻捷也督脉起于會陰

循背而行于身之後爲陽脉之總督故曰陽脉之海任脉起于會陰循腹而行于身之前爲陰脉之承任故曰陰脉之海衝脉起于會陰夾臍而行直衝于上爲諸脉之衝要故曰十二經之海帶脉則横圍于腰狀如束帶所以總約諸脉者也是故陽維主一身之表陰維主一身之裏以乾坤言也陽蹻主一身左右之陽陰蹻主一身左右之陰以東西言也督主身後之陽任衝主身前之陰以南北言也帶脉横束諸脉以六合言也是故醫而知乎八脉則十二經十五絡之大指得矣

愚按直行曰經旁支曰絡經有十二手之三陰三陽足之三陰三陽也絡有十五者十二經各有一别絡而脾又有一大絡并任督二絡爲十五絡也合計二十七氣如泉之流不舍晝夜陰脉營于五藏陽脉營于六府終而復始如環無端其流溢之氣入于奇經轉相

灌溉。八脉無表裏配合，不成偶，故曰奇也。正經猶溝渠，奇經猶湖澤。譬之雨降溝盈，溢于湖澤也。藏府者，經絡之本根；經絡者，藏府之枝葉。諳于經絡，則陰陽表裏、氣血虛實了然于心目。初學者必先于是，神良者亦不外于是。第粗工昧之，詆其迂遠不切；智士察之，謂其應變無窮耳。

治則

陰陽應象大論曰陰陽者天地之道也萬物之綱紀變化之父母生殺之本始神明之府也治病必求其本

此明天地萬物變化生殺總不出于陰陽察乎此者可以當神明矣故治病者萬緒紛然必求于本或本于陽或本于陰陽既得病祟焉逃苓連薑附盡可回春參术硝黄並能起死此之未辨畏攻畏補憂熱憂寒兩岐必至于誤生廣絡遺譏于聖哲本顧可弗求乎哉

謹守病機各司其屬有者求之無者求之盛者責之虛者責之必先五勝疏其血氣令其調達

而致和平

此言病狀繁多各宜細察然總不外于虛實也謹守者防其變動也病而曰機者狀其所因之不齊而治之不可不圓活也屬者有五臟六腑之異七情之異六氣之異貴賤之異老少之異禀畀有虛實之異受病有標本之異風氣有五方之異運氣有勝復之異情性有緩急之異有常貴後賤之脫營常富後貧之氣離守各審其所屬而司其治也有者求之二句言一遇病症便當審其所屬之有無也盛者責之二句是一章之大綱于各屬有無之間分別虛實而處治也然至虛似實大實似虛此又不可不詳爲之辨也必先五勝者如木欲實金當平之之類是也疏其血氣非專以攻伐爲事或補之而血氣方行或溫之而血氣方和或清之而血氣方治或通之而血氣方調正須隨機應變不得執一定之法以應無窮之變也此治虛實之大法一部內經之關要也

至眞要大論曰君一臣二奇之制也君二臣四偶之制也君二臣三奇之制也君二臣六偶之制也君者品味少而分兩多臣者品味多而分兩少奇制從陽偶制從陰故曰近者奇之遠者偶之汗者不可以偶下者不可以奇病在上者爲近屬陽故用奇方取其輕而緩也病在下者爲遠屬陰故用偶方取其重而急也汗者不以偶陰沉不能達表也下者不以奇陽升不能降下也補上治上制以緩補下治下制以急急則氣味厚緩則氣味薄適其至所此之謂也上藥宜緩欲其曲留上部下藥宜急欲其直達下焦欲急者須氣味之厚欲緩者須氣味之薄緩急得宜厚薄合度則適其病至之所何患劑

之弗靈乎

病所遠而中道氣味之者，食而過之，無越其制度也。

病之所在遠，而藥則必由于胃，用之無法，則藥未達病所，則中道先受其氣味矣。當于食爲度，而使遠近適宜，是過之也。過猶達也。欲其近者，藥在食後，則食載藥而留止于上；欲其遠者，藥在食前，則食墜藥而疾走于下。服藥有疾徐，根梢有升降，氣味有緩急，藥劑有湯丸膏散，各須合法，無越其度也。

是故平氣之道，近而奇偶，制小其服也；遠而奇偶，制大其服也。大則數少，小則數多。多則九之，少則二之。

近病遠病，各有陰陽表裏之分，故遠方近方，各有奇偶相兼之法。或方奇而分兩偶，或方偶而分兩奇，此奇偶互用也。近而奇偶，制小其服，小則數多，而盡於九，蓋數多則分兩輕，性力緩而僅及近病也。遠而奇偶，制大其

服大則數少而止于二蓋數少則分兩重性力專而直達遠病也是皆奇偶互用法之變也

奇之不去則偶之是謂重方偶之不去則反佐以取之所謂寒熱温凉反從其病也

此變通之法也始用藥奇而病不去變而爲偶奇偶迭用是曰重方重者複也若偶之而又不去則當求其微甚眞假反佐以取之反佐者順其性也如以熱治寒而寒拒熱則反佐以寒而入之以寒治熱而熱格寒則反佐以熱而入之又如寒藥熱服熱藥冷服皆變通之妙用也　王太僕曰熱與寒背寒與熱違微上之熱爲寒所折微小之冷爲熱所消大寒大熱必能與違性者爭與異氣者格是以聖人反其佐以同其氣令聲應氣求也

至眞要大論曰辛甘發散爲陽酸苦涌泄爲陰

鹹味涌泄爲陰淡味滲泄爲陽六者或收或散或緩或急或燥或潤或耎或堅以所利而行之調其氣使其平也涌吐也泄瀉也滲泄利小便也辛主散主潤甘主緩酸主收主急苦主燥主堅鹹主耎淡主滲泄各因其利而行之氣可平矣寒者熱之熱者寒之微者逆之甚者從之義見止堅者削之客者除之勞者溫之結者散之留者攻之燥者濡之急者緩之散者收之損者益之逸者行之驚者平之上之下之摩之浴之薄之刼之開之發之適事爲故溫之甘溫能除大熱也逸即安逸也饑飽勞逸皆能成病過于逸則

氣脉凝滯故須行之上者吐也摩者按摩也薄者即薄兵城下之義適事爲故猶云中病爲度適可而止毋太過以傷正毋不及以留邪也

逆者正治從者反治從少從多觀其事也從少謂一從而二逆從多爲二從而一逆也事即病也觀其病之輕重而爲之多少也熱因寒用寒因熱用塞因塞用通因通用必伏其所主而先其所因其始則同其終則異可使破積可使潰堅可使氣和可使必已寒病宜熱然寒甚者格熱須熱藥冷服此熱因寒用也熱病宜寒然熱甚者格寒須寒藥熱服此寒因熱用也塞因塞用者如下氣虛乏中焦氣壅欲散滿則更虛其下欲補下則滿甚于中治不知本而先攻其滿藥入或減藥

過依然氣必更虛病必轉甚不知少服則壅滯多服則宣通峻補其下則下自寬中滿自除矣通因通用者或挾熱而利或凝寒而泄寒者以熱下之熱者以寒下之伏其所主利病之本也先其所因者求病之由也其始則同言正治也其終則異言反治也明于反治何病不愈

諸寒之而熱者取之陰熱之而寒者取之陽所謂求其屬也

用寒藥治熱病而熱反增非火有餘乃陰不足也陰不足則火亢故當取之陰但補陰則陽自退耳用熱藥治寒症而寒反增非寒有餘乃陽不足也陽不足則陰寒故當取之陽但補水中之火則寒自消耳求其屬者求于本也一水一火皆于腎中求之故王太僕曰益火之源以消陰翳壯水之主以制陽光六味八味二丸是也

夫五味入胃各歸所喜攻酸先入肝苦先入心

甘先入脾，辛先入肺，鹹先入腎，久而增氣，物化之常也；氣增而久，夭之由也。增氣者，助其氣也。如黃連之苦，本入心瀉火，多服黃連，反助心火，故五味各歸，久而增氣，氣增必夭折，可不慎歟！

陰陽應象大論曰：因其輕而揚之，因其重而減之，因其衰而彰之。輕者在表，宜揚而散之；重者在內，宜減而瀉之；衰者不補，則幽潛沉寃矣，補則再生，故曰彰。形不足者，溫之以氣；精不足者，補之以味。此彰之之法也。陽氣衰微則形不足，溫之以氣則形漸復也；陰髓枯竭則精不足，補之以味則精漸旺也。其高者，因而越之；高者病在上焦，越者吐也，越于高者之上也。其下者，引而竭之；下者病在下焦，竭者下也，引其氣夜就下也通利二便皆是也或云引者蜜導膽導之類竭者承氣抵當之類中滿者瀉之于內中滿非氣虛中滿也如脹滿而有水有積傷寒而結胸便閉是也內字與中字照應其有邪者漬形以為汗漬浸也如布桃枝以取汗或煎湯液以薰蒸或表青邪重藥不能汗或冬月天寒發散無功非漬形之法不能汗也其在皮者汗而發之邪在皮則淺矣但分經汗之可也其慓悍者按而收之慓者急也悍者猛也怒氣傷肝之症也按者制伏酸收如芍藥之類是也其實者散而瀉之陰實者以丁薑桂附散其寒陽實者以芩連梔柏瀉其火審其陰陽以別柔剛審病之陰陽施藥之柔剛陽病治陰陰病治陽陽勝者陰傷治其陰者補水之主也陰勝者陽傷治其陽者補水中之火也定其

血氣各守其鄉或血或氣用治攸分各不可紊也血實宜決之導之下流如決江河也氣虛宜掣引之提其上升如手掣物也

五常政大論曰病有久新方有大小有毒無毒固宜常制矣病久者宜大劑病新者宜小劑無毒者宜多用有毒者宜少用大毒治病十去其六常毒治病十去其七小毒治病十去其八無毒治病十去其九藥不及則病不痊藥太過則正乃傷大毒治病十去其六便當止矣毒輕則可任無毒則可久任也穀肉菓菜食養盡之無使過之傷其正也病雖去而有未盡去者當以飲食養正而餘邪自盡若藥餌太過便傷正氣不盡行復如法食養而猶不盡

再用藥如前法以治之必先歲氣毋伐天和五運有紀六氣有序四時有令陰陽有節皆歲氣也人氣應之以生長收藏此天和也于此未明則犯歲氣伐天和矣

六元正紀大論黃帝問曰婦人重身毒之何如岐伯曰有故無殞亦無殞也有孕曰重身毒之用毒藥也故者如下文大積大聚之故有是故而用是藥所謂有病則病當之故孕婦不殞胎亦不殞也帝曰願聞其故何謂也岐伯曰大積大聚其可犯也衰其大半而止大積大聚非毒藥不能攻然但宜衰其大半便當禁止所謂大毒治病十去其六者是也

愚按論治之則載由經籍圓通之用妙出吾心如必按圖索驥則後先易轍未有不出者

矣子輿氏曰梓匠輪輿能與人以規矩不能使人巧故夫揆度陰陽奇恒五中決以明堂審于終始其亦巧于規矩者乎

病能

至眞要大論曰諸風掉眩皆屬于肝諸風者風病不一也掉搖動也眩昏花也風本善動肝家之症也掉眩雖同而虛實有別不可不察焉

諸寒收引皆屬于腎收歛束也引牽急也筋脉攣急本是肝症而屬于腎者一則以腎肝之症同一治一則腎主寒水之化腎虛則陽氣不克營衛凝泣肢體攣踡所謂寒則筋急也

諸氣膹鬱皆屬于肺膹者喘急上逆鬱者否塞不通肺主氣氣有餘者本經自伏之火氣不足者則火邪乘之虛實之分極易殺誤所當精辨近世庸者槩指爲肺

熱而攻其有餘虛虛之禍良可嗟悼

諸濕腫滿皆屬于脾

脾司濕化又主肌肉內受濕淫肌體腫滿故屬于脾土氣太過則濕邪盛行其病驟至法當分疏土氣不及則木乘水侮其病漸成法當培補二者易治比于操刃

諸熱瞀瘛皆屬于火

昏悶曰瞀抽掣曰瘛邪熱傷神則瞀亢陽傷血則瘛雖皆屬火亦有虛實之分丹溪曰實火可瀉芩連之屬虛火可補參芪之屬仁人之言哉

諸痛痒瘡皆屬于心

熱甚則瘡痛熱微則瘡痒心主熱火之化故痛痒諸瘡皆屬于心也

諸厥固泄皆屬于下

厥者自下而逆上也陰衰于下則爲熱厥陽衰于下則爲寒厥固者二便不通也陽虛則無氣而清濁不化寒也火盛則水衰而精液乾枯熱也泄者二便不固也命門火衰則陽虛失禁寒也腎宮水衰則火迫注泄熱也腎開竅于二陰腎主二便居下故也

諸痿喘

嘔皆屬于上痿癈應屬下部而屬于上者何也肺熱葉焦發爲痿躄氣急曰喘病在肺也有聲無物曰嘔肺胃司之總屬在上之症諸禁鼓慄如喪神守皆屬于火禁即噤也寒厥咬牙曰噤鼓頷也慄戰慄也寒戰而神不自持如喪神守皆火也心火亢極反兼勝已之化此火實也陽虛陰盛氣不衛外而寒戰者此火虛也諸痙項强皆屬于濕痙者風濕而屈伸不利也項屬足太陽寒水水即濕也故皆屬于濕諸逆衝上皆屬于火喘欬嘔吐氣滿逆急皆衝逆之症火性炎上故皆屬于火諸腹脹大皆屬于熱熱氣內淫變爲煩滿故曰皆屬于熱近世執此一句因而殺人不可勝數獨不聞經曰寒水太過腹大脛腫歲火不及脇滿腹大流衍之紀病脹水鬱之發善脹太陽之勝腹滿陽明之復腹脹又曰適寒涼者脹又曰藏寒生滿

病又曰胃中寒則脹滿此九者皆言寒脹也故東垣曰大抵寒脹多熱脹少良有本夫

諸躁狂越皆屬于火躁者煩躁也狂者妄亂也越者如登高而歌之類火入于肺則煩火入于腎則躁又有陰盛發躁成無已曰陰躁欲坐井中但欲飲水不得入口東垣曰陰躁欲坐井中陽已先亡醫猶不悟重以寒藥投之其死何疑故曰內熱而躁者有邪之熱也屬火外熱而躁者無根之火也屬寒經之論狂屢見屬虛寒者凡四條是狂亦有寒熱之辨矣

諸暴強直皆屬于風暴猝也強者筋強直者體直而不能屈伸也肝主筋其化風故曰屬風風非天外入風也內風多燥若用風劑則益躁故有治風先治血血行風自滅之說也輕與疎風則益燥且腠理開張反招風矣

諸病有聲鼓之如鼓皆屬于熱有聲謂腸鳴也鼓之如鼓謂腹脹也皆陽氣逆壅故曰屬熱二症多有屬

于寒者盡信不如無書其是之謂耶

諸病胕腫疼酸驚駭皆屬于火

胕腫者浮腫也疼酸者火在經也驚駭者火在臟也然胕腫酸疼屬于寒濕者不少驚駭不甯屬于不足者常多也

諸轉反戾水液渾濁皆屬于火

筋轉攣蹠燥熱所致小便渾濁清化不及故皆屬熱然而寒則筋急喻如冬月嚴寒則角弓增勁心腎不足多有便濁經云中氣不足溲便爲之變讀者蓋通之可耳

諸病水液澄澈清冷皆屬于寒

澄澈清冷者寒水之本體故皆屬寒

諸嘔吐酸暴注下迫皆屬于熱

嘔逆者火炎之象吐酸者肝木之實暴注者火性疾速下迫者火能燥物此特道其常耳虛寒之變數症常作不可不知也　按經言十九條道其常也余每舉其反者盡其變也王大僕深明病機之變其所註疏眞內經畫龍點睛手也　啟

玄日如大寒而甚熱之不熱是無火也當助其心又如大熱而甚寒之不寒是無水也熱動復止倏忽往來時動時止是無水也當助其腎內格嘔逆食不得入是有火也病嘔而吐食入反出是無火也暴速注下食不及化是無水也溏泄而久止發無恒是無水也故心盛則熱腎盛則寒腎虛則寒動于中心虛則熱收于內又熱不得寒是無水也寒不得熱是無火也夫寒之不寒責其無水熱之不熱責其無火熱之不久責心之虛寒之不久責腎之少方有治熱以寒寒之而火食不入攻寒以熱熱之而昏躁以生此爲氣不疏通壅而爲是也余以太僕此語爲岐黃傳神常自誦憶弁勉同志

生氣通天論曰因于寒欲如運樞起居如驚神氣乃浮陽氣不固四時之邪乃能于之經曰冬三月此謂閉藏水冰地坼無擾乎陽又

日冬日在骨蟄蟲周密君子居室皆言冬令宜閉藏也因者病因也因寒而動者內而欲心妄動如運樞之不停外而起居不節如驚氣之震動則與天令相違神氣不能內歛皆浮越于外矣

因于暑汗煩則喘喝靜則多言

此言動而得之為中熱之候也炎蒸勞役病屬于陽故多汗而煩氣高喘喝即感之輕而靜者亦精神內亂言語無倫也

體若燔炭汗出而散

此言靜而得之為中暑之候也納涼飲冷病屬于陰熱氣抑遏體如燔炭必得發汗而陰鬱之氣始散也香薷一味為夏月發汗之要藥其性溫熱止宜于中暑之人若中熱者悞服之反成大害世所未知

因于濕首如裹濕熱不攘大筋緛短小筋弛長緛短為拘弛長為痿

土旺四季之末發無常期首如裹者濕傷則頭面壅重也濕久成熱須藥以攘奪之苟為

不奪則熱傷陰血筋無以榮大筋拘而不伸小筋弛而無力矣因于氣爲腫四維相代陽氣乃竭肺金主氣病因于氣者秋令之邪也腫者氣化失宜乃爲腫脹也四維者四肢也相代者言足腫不能行手代之以扶倚也氣不能治終歸于竭矣陽氣者煩勞則張精絕辟積于夏使人煎厥陽春主生發之氣此言春令之邪也氣方生而煩勞太過則氣張于外精絕于內春令邪辟之氣積久不散至夏未痊則火旺而眞陰如煎火炎而虛氣逆上故曰煎厥按脈解篇曰肝氣失治善怒者名曰煎厥則此節指春令無疑舊疏從未及之豈非千慮一失

大怒則形氣絕而血菀菀茂也結也于上使人薄厥怒氣傷肝肝爲血海怒則氣上氣逆則絕所以血菀上焦相迫曰薄氣逆曰厥氣血俱亂故爲

薄厥蓋積于上者勢必厥而吐也薄厥者氣血之多而盛者也有傷于筋縱其若不容怒傷而至于血厥則筋無以榮緩縱不收若不能容矣汗出偏沮使人偏枯偏者或左或右止出半邊也沮者言此既偏出彼即阻滯矣久則衛氣不固營氣失守當爲偏枯即半身不遂也汗出見濕乃生痤音鋤疿音沸汗出則玄府開張若凉水浴之即見濕矣留于膚腠甚者爲痤微者爲疿痤小癤也疿暑疹也高粱之變足生大疔受如持虛高粱即肥甘也變病也足能也厚味不節蓄爲灼熱能生大疔日積月累感發最易如持虛空之器以受物也勞汗當風寒薄爲皶音渣鬱乃痤形勞汗出坐臥當風寒氣薄之液凝爲皶即粉刺也若鬱而稍重乃成小癤其名曰痤

開闔不得，寒氣從之，乃生大僂。夏則腠理開而發泄，冬則腠理闔而閉藏，與時偕行也。若當開不開，當閉不閉，不得其宜，爲寒所襲，留于筋絡之間，緛急不舒，形爲俯僂矣。陷脉爲瘻，畱連肉腠。陷脉者，寒氣自筋絡而陷入脉中也。瘻，鼠瘻之屬。邪入不散，則漸深矣。俞氣化薄，傳爲善畏，及爲驚駭。寒氣漸深，自脉而流于經俞，侵及藏府，故爲恐畏驚駭也。營氣不從，逆于肉理，乃生癰腫。營行脉中，邪氣陷脉，則營氣不從，故逆于肉而癰腫生焉。魄汗未盡，形弱而氣爍，穴俞已閉，發爲風瘧。肺主皮毛，汗之竅也。肺實藏魄，故名魄汗。汗出未透，則熱鬱于內，形氣俱爍，俞穴以閉，畱止之邪，必爲風瘧矣。

春傷于風，邪氣留連，乃爲洞泄。春傷于風，則肝木侮土，故爲洞泄。

夏傷于暑，秋爲痎瘧。夏傷于暑，伏而不發，秋氣收束，寒鬱爲熱，故寒熱交爭而成痎瘧。痎者，瘧之通稱，非有別義。

秋傷于濕，上逆而欬，發爲痿厥。土旺于四季之末，秋末亦可傷濕。秋氣通于肺，濕鬱成熱，上乘肺金，氣逆而欬。曰上逆者，濕從下受故也。

冬傷于寒，春必溫病。冬傷于寒，寒毒藏于陰分，至春始發，名爲溫病，以時令得名也。春不發而至于夏，即名熱病矣。

味過于酸，肝氣以津，脾氣乃絕。曲直作酸，肝之味也。過于食酸，久而增氣，木乘土位，脾氣乃絕。

味過于鹹，大骨氣勞，短肌，心氣抑。鹹爲腎味，過食則傷腎。腎主骨，故大骨氣勞。鹹走血，血傷故肌肉短縮。鹹從水化，水勝則

火因故心氣抑

味過于甘，心氣喘滿，色黑，腎氣不衡。甘歸土味，過食則緩滯上焦，故心氣喘滿。甘從土化，土勝則水病，故黑色見而腎氣不衡矣。衡，平也。

味過于苦，脾氣不濡，胃氣乃厚。苦味太過則心傷而脾失其養，且苦者性燥，故不濡也。五味論曰：苦入于胃，穀氣不能勝苦，苦入下脘，三焦之道閉而不通，故變嘔。可見苦寒損中，令脾之正氣不濡，胃之邪氣乃厚。厚者，脹滿之類也。

味過于辛，筋脈沮弛，精神乃央。味過于辛則肺氣乘肝，肝主筋，故筋脈沮弛。辛味多散則精耗神傷，故曰央。央當作殃。

陰陽別論曰：二陽之病發心脾，有不得隱曲，女子不月。陽明爲二陽。胃傷而心脾受病者，何也？心脾與胃爲夫妻，夫傷則妻亦不利也。

與胃爲子母，子傷則母亦不免焉。不得隱曲，陽事病也。胃爲水穀氣血之海，化營衛而潤宗筋。厥論曰：前陰者，宗筋之所聚，太陰陽明之所合也。痿論曰：陰陽總宗筋之會，而陽明爲之長。故胃病則陽事衰也。女子不月者，心主血，脾統血，胃爲血氣之海，三經病而血閉矣。**其傳爲風消，其傳爲息賁者，死不治。**胃家受病，久而傳變，則肝木勝而土風淫，而肌體消削。胃病則肺失所養，故氣息奔急。隱曲害者精傷，精傷則火亢乘金，元本敗而賊邪與，死不治矣。**三陽爲病，發寒熱，下爲癰腫，及爲痿厥腨痟。其傳爲索澤，其傳爲頹疝。**太陽爲三陽，屬表，故發寒熱。與癰腫，足太陽之脉從頭下背，貫臀入膕，循腨抵足，故足膝無力而痿，逆冷而厥，足肚痠疼而爲腨痟。表有寒熱，則潤澤之氣必皆消索。頹疝者，小腹控引睾丸而痛也。**一陽發**

病少氣善欬善泄其傳為心掣其傳為膈少陽為一陽膽與三焦也膽屬木三焦屬火壯火食氣相火刑金故少氣善欬木旺則侮土故善泄三焦火動則心掣而不寧膽氣乘脾則隔塞而不利

二陽一陰發病主驚駭背痛善噫善欠名曰風厥二陽胃與大腸也一陰肝與心主也肝胃二經皆主驚駭經曰東方通于肝其病發驚駭又曰足陽明病聞木音則惕然而驚是也手陽明之筋皆夾脊故背痛噫噯氣也其主在心經日上走心為噫者陰盛而上走于陽明陽明絡屬心也欠雖主于腎而經云足陽明病為數欠則胃亦病欠也肝主風心包主火風熱相搏故病風厥

二陰一陽發病善脹心滿善氣二陰心與腎也一陽膽與三焦也膽乘心則脹腎乘心則滿三焦病則上下不通故善氣

三陰三陽發

病爲偏枯痿易四肢不舉三陽膀胱小腸也三陰脾肺也膀胱之脈自頭背下行兩足小腸之脈自兩手上行肩胛且脾主四肢肺主氣四經俱病當爲偏枯等症易變易也强者變而爲痿也

所謂生陽死陰者肝之心謂之生陽得陽則生失陽則死故曰生陽死陰也自肝傳心以木生火得之生氣是謂生陽不過四日而愈心之肺謂之死陰心傳肺者爲火尅金故曰死陰不過三日死肺之腎謂之重陰肺金腎水雖日子母相傳而金水俱病則重陰而陽絕矣腎之脾謂之辟陰死不治土本制水而水反侮脾是謂辟陰辟者放僻也

結陽者腫四肢陽六陽也四肢爲諸陽之本故云結陰者便血

一升再結二升三結三升陰六陰也陰主血邪結陰分故當便血病淺者一升即愈若不愈而再結邪甚于前矣故便血二升更不愈爲尤甚故便血三升

陰陽結斜多陰少陽曰石水少腹腫斜當作邪六陰六陽諸經皆能結聚水邪若多在陰經少在陽經病生石水沉堅在下症則少腹腫也

二陽結謂之消胃與大腸經也陽邪結于腸胃則成三消之症多飲而渴不止爲上消多食而饑不止爲中消多溲而膏濁不止爲下消

三陽結謂之隔膀胱小腸二經也邪結膀胱則氣化不行津液阻絕小腸居大腸之上胃之下盛水穀而分清濁者也邪乘之則水液不前糟粕不後二者皆否隔之象也

三陰結謂之水脾肺二經也脾土制水土受邪則水反侮之肺金生水金氣病則水不能輸故寒結三陰而水脹之症作矣

一陰一陽結謂之喉痺一陰肝與心主也一陽膽與三焦也肝膽屬木心主三焦屬火四經皆亢上其脉並絡于喉陽邪內結痺症乃生痺者閉也

靈樞經脉篇曰肺手太陰也是動則病肺脹滿膨膨而喘欬動者變也變常而病也肺脉起中焦循胃上鬲屬肺故病如此缺盆中痛甚則交兩手而瞀此謂臂厥缺盆近肺肺病則痛瞀麻木也肺脉出腋下行肘臂故臂厥是主肺所生病者欬上氣喘渴煩心胸滿臑臂內前廉痛厥掌中熱喘者氣上而聲粗息急也渴者金令燥也太陰之别直入掌中故為痛厥掌熱氣盛有餘則肩背痛風寒汗出中風小便數而欠肺之筋結于肩背故

氣盛則痛肺主皮毛風寒在表故汗出中風毋病傳子故腎病而小便數且欠也氣虛則肩背痛寒少氣不足以息溺色變肩背處上焦爲陽分氣虛則陽病故爲痛爲寒爲少氣金衰則水涸故溺色變爲黃赤

大腸手陽明也是動則病齒痛頸腫陽明支脈從缺盆上頸貫頰入下齒中是主津液所生病者大腸或泄或閉皆津液病也目黃口乾鼽衄喉痹肩前臑痛大指次指痛不用皆本經之脉所過故如此氣有餘則當脉所過者熱腫虛則寒慄不復不復不易溫也

胃足陽明也是動則病洒洒振寒善伸數欠顏黑振寒者肝風勝也呻者胃之鬱也欠與顏黑腎象也土虛水侮故腎之象

見病至則惡人與火聞木音則惕然而驚心欲動獨閉戶塞牖而處甚則欲上高而歌棄衣而走（陽明熱甚則惡人與火驚聞木音者土畏木也欲閉戶者火動則畏光明也上高而歌者火性上越且陽盛則四肢實也棄衣而走者中外皆熱也）賁響腹脹是爲骭厥（賁響者腹如雷鳴也骭足脛也陽明之脉自膝下脛故脛骭厥逆）是主血所生病者（陽明爲受穀而多血之經）狂瘧溫淫汗出鼽衄口喎脣胗頸腫喉痺（熱甚則狂風甚則瘧且汗出衄血口喎脣瘡等症皆本經經脉之所過也）大腹水腫膝臏腫痛循膺乳氣街股伏兎骭外廉足跗上皆痛中指不用（陽明脉從缺盆下乳挾臍腹前）

陰由股下足以入中指故病狀如右氣盛則身以前皆熱其有餘于胃則消穀善饑溺色黃此陽明實熱在經在藏之辨也氣不足則身以前寒慄胃中寒則脹滿此陽明虛寒在經在藏之辨也

脾足太陰也是動則病舌本强食則嘔脉連舌本故强脾虛不運故嘔胃脘痛腹脹善噫脾脉入腹絡胃故爲痛爲脹陰盛而上走陽明故氣滯爲噫得後與氣則快肰如衰後大便也氣轉失氣也氣通故快身體皆重脾主肌肉脾主濕濕傷則體重是主脾所生病者舌本痛體不能動搖食不下煩心心下急痛溏瘕泄水閉黃疸不能臥强立股膝內腫厥

足大指不用支者上鬲注心故爲煩心與痛溏者水泄也瘕者痢疾也水閉者土病不能治水也水閉則濕熱壅而爲疸爲不臥脾脈起于足拇以上膝股腫與厥之所由生也心手少陰也是動則病嗌乾心痛渴而欲飲是爲臂厥是主心所生病者支者從心系上咽故嗌乾心痛火炎故渴目黃脇痛臑臂內後廉痛厥掌中熱脉循臂內故爲臂厥痛脉係目系故目黃出腋下故脇痛循臂入掌故有熱痛等症

小腸手太陽也是動則病嗌痛頷腫不可以顧肩似拔臑似折經脉循咽下鬲支者循頸上頰循臑繞肩故爲病如右是主液所生病者小腸分水穀故主液耳聾目黃頰腫頸頷肩臑肘臂外

後廉痛（皆經脈所及也）膀胱足太陽也是動則病衝頭痛（本經脈上額入腦故邪氣衝而頭痛）目似脫項如拔脊痛腰似折髀不可以曲膕如結踹如裂是爲踝厥（皆經脈所及之病也）是主筋所生病者（周身之筋惟足太陽至多至大故凡筋症皆足太陽水虧也）痔瘧狂癲疾（脈入肛故爲痔經屬表故爲瘧邪入于陽故爲狂癲）頭顖項痛目黃淚出鼽衄項背腰尻膕踹腳皆痛小指不用（皆本經所過之症）腎足少陰也是動則病饑不欲食（水中有火爲脾之母眞火不生土則脾虛雖饑不能食矣）面如漆柴欬唾則有血喝喝而喘（腎之本色見者精衰故也吐血與喘水虛

而火刑金也坐而欲起目䀮䀮如無所見坐而欲起陰虛則不能靜也腎虛則瞳神昏眩故無所見也心如懸若饑狀相火不寍君主亦不自安也如懸若饑心腎不交也氣不足則善恐心惕惕如人將捕之是為骨厥腎志恐故如捕也腎主骨故為骨厥是主腎所生病者口熱舌乾咽腫上氣嗌乾及痛煩心心痛經脉之病也黃疸腸澼黃疸腸澼咎由濕熱水虛者多有之脊股內後廉痛痿厥嗜臥足下熱而痛皆經脉所及之病精竭者神疲故嗜臥身半以下腎所主也故足痛心主手厥心包絡也是動則病手心熱臂肘攣急腋腫甚則胸脇支滿心中憺

澹大動皆經脈之所及面赤目黃喜笑不休心之華在面在聲爲笑故見症如此是主脈所生病者心上血脈煩心心痛掌中熱經脈病也三焦手少陽也是動則病耳聾渾渾焞焞嗌腫喉痺經脈所過之病是主氣所生病者三焦爲水府水病必由于氣汗出目銳眥痛頰痛耳後肩臑肘臂外皆痛小指次指不用三焦出氣以溫肌肉充皮膚故爲汗出諸病皆經脈所過也膽足少陽也是動則病口苦善太息膽病汁溢故口苦膽鬱則太息心脇痛不能轉側別脈貫心循脇甚則面微有塵體無膏澤別脈散于面胆受金殘則燥症見矣足外反熱是

爲陽厥本經脉出外踝之前故足外反熱熱上逆名陽厥是主骨所生病者膽而主骨病者乙癸同元也頭痛頷痛目銳眥痛缺盆中腫痛腋下腫馬刀俠癭馬刀瘰癧也俠癭頸之瘤也汗出振寒瘧少陽居三陽之中半表半裏故陽勝則汗出風勝則振寒而爲瘧也胸脇肋髀膝外至胻絕骨外踝前及諸節皆痛小指次指不用皆經脉所過之病肝足厥陰也是動則病腰痛不可以俛仰支別者與大陰少陽之脉同結腰踝故腰痛丈夫㿉疝婦人少腹腫脉循陰器故控睪而痛爲疝症婦人少腹腫亦疝也甚則嗌乾面塵脫色脉循喉上額支者從目系下頰故其病如此是肝所

生病者胸滿嘔逆飧泄狐疝遺溺閉癃上行者挾胃貫鬲下行者過陰器故爲是諸病

通評虛實論曰邪氣盛則實精氣奪則虛此二語爲醫宗之綱領萬世之準繩其言若淺而易明其旨實深而難究夫邪氣者風寒暑濕燥火精氣即正氣乃穀氣所化之精微盛則實者邪氣方張名爲實症三候有力名爲實脉實者瀉之重則汗吐下輕則清火降氣是也奪則虛者忘精失血用力勞神名爲內奪汗之下之吐之清之名爲外奪氣怯神疲名爲虛症三候無力名爲虛脉虛者補之輕則溫補重則熱補是也無奈尚子相丹溪之說者輒曰瀉實尚東垣立齋之說者輒曰補虛各成偏執鮮獲圓通此皆頼病合法耳豈所爲法治病乎精于法者止辨虛實二字而已其中大實大虛小實小虛似實似虛

更貴精詳大虛者補之宜峻宜溫緩則無功也大實者攻之宜急宜猛遲則生變也小虛者七分補而三分攻其一面也小實者七分攻而三分補防其不測也至于似虛似實舉世殽訛故曰至虛有盛候反瀉含寃大實有羸狀誤補益疾辨之不可不精治之不可不審也或攻邪而正始復或養正而邪自除千萬法門祇圖全其正氣耳嗟乎實而悞補固必增邪尚可解救其禍猶小虛而悞攻眞氣立盡莫可挽回其禍至大生死關頭良非渺小司命者其慎之哉

調經論帝曰陽虛則外寒陰虛則內熱陽盛則外熱陰盛則內寒不知其所由然也岐伯曰陽受氣于上焦以溫皮膚分肉之間今寒氣在外則上焦不通上焦不通則寒氣獨留于外故寒

慄陽氣者衛外而爲固者也陽虛則無氣以溫皮膚命曰無火上焦所以不通獨有寒氣而已矣帝曰陰虛生內熱柰何岐伯曰有所勞倦形氣衰少穀氣不盛上焦不行下脘不通胃氣熱熱氣薰胸中故內熱陰氣營于內者也有所勞倦則脾胃受傷脾主肌肉亦主運化穀氣以生眞氣土衰則形肉與中氣俱衰穀氣減少脾虛下陷則上焦不行下脘不通矣脾陰不足則胃熱肺居胸中熱上薰肺則內熱也　此言勞倦傷脾故見症如上若色慾所傷眞水耗竭火無所畏亢而刑金此之內熱尤爲難療帝曰陽盛則外熱柰何岐伯曰上焦不通則皮膚緻密腠理閉塞玄府不通衛氣不得泄越故外熱陽主在上又主在表故陽

亢則上壅而表熱此傷寒之候也帝曰陰盛生內寒柰何岐伯曰厥氣上逆寒氣積于胸中而不瀉不瀉則溫氣去寒獨留則血凝泣凝則脉不通其脉盛大以濇故中寒寒氣入藏則陽氣去矣寒獨留者如冬令嚴寒萬物閉蟄之象故脉不通而濇此內傷之候也

調經篇云因飲食勞倦損傷脾胃始受熱中末傳寒中始受者病初起也末傳者久而不愈也初起病時元氣未虛邪氣方實實者多熱及病之久邪氣日退正氣日虛虛者多寒古人立法于始受熱中者實則瀉其子夫肺金爲脾土之子而實主氣氣有餘便是火故凡破氣清火之劑皆所以瀉其子也于末傳寒中者虛

則補其母夫少火爲脾土之母而實主運行三焦熟腐五穀故凡溫中益火之劑皆所以補其母也每見近世不辨虛實一遇脾病如脹滿如停滯如作痛如發熱之類槩以清火踈氣之藥投之虛虛之禍可勝數哉

玉機眞藏論曰脉盛皮熱腹脹前後不通悶瞀此謂五實實者邪氣實也心受邪則脉盛肺受邪則皮熱脾受邪則腹脹腎受邪則前後不通肝受邪則悶瞀肝脉貫鬲氣逆上也脉細皮寒氣少泄利前後飲食不入此謂五虛虛者正氣虛也心虛則脉細肺虛則皮寒肝虛則氣少腎虛則泄利前後脾虛則飲食不入五實五虛皆死候也漿粥入胃泄注止則虛者活治虛之法先扶根本漿粥入胃則脾土將復泄注既止則腎水

漸固雖犯虛死自可回生也身汗得後利則實者活治實之法汗下爲要身既得汗則表邪解後既得利則裏邪去雖犯實死之條邪退則活矣

舉痛論帝曰余知百病生于氣也怒則氣上喜則氣緩悲則氣消恐則氣下寒則氣收熱則氣泄驚則氣亂勞則氣耗思則氣結九氣不同何病之生岐伯曰怒則氣逆甚則嘔血及飧泄故氣上矣肝木主春升之令怒傷之如雷奮九天故氣逆也血屬陰主靜定而潤下肝逆而上且爲血海則陰血不得安其靜定之常故嘔逆也木旺侮脾脾傷則不化穀而飧泄是以氣逆而上也喜則氣和志達榮衛通利故氣緩矣和達

通利若不爲病矣不知大喜則氣散而不收緩慢不能攝持故本神篇曰喜樂者神憚散而不藏是也

悲則心系急肺布葉舉而上焦不通榮衛不散熱氣在中故氣消矣

悲生于心故心系急并于肺則肺葉舉不通不散則氣蘊而爲火火主刑金金主氣故氣消也

恐則精却却則上焦閉閉則氣還還則下焦脹故氣不行矣

恐傷腎則精却却者退而不能上輸也上焦閉則失上升之路還而下陷夫氣以上升爲行下陷則不行矣

寒則腠理閉氣不行故氣收矣

寒束其外則腠理閉密陽氣不舒凍而收斂矣

炅則腠理開榮衛通汗大泄故氣泄矣

炅者熱也如天行夏令腠理開通氣從汗散故曰氣泄

驚則心無所倚神

無所歸慮無所定故氣亂矣卒然驚駭則神志飄蕩動而不寗主不明則天下亂卽氣亂之旨也勞則喘息汗出外內皆越故氣耗矣用力太過則疲勞而氣動內則奔于肺而爲喘外則達于表而爲汗故曰外內皆越而氣自耗矣思則心有所存神有所歸正氣留而不行故氣結矣思則志凝神聚氣乃留而不散故名爲結

風論曰風者善行而數變腠理開則洒然寒閉則熱而悶風屬陽而性動故善行數變其寒也則衰食飲其熱也則消肌肉故使人怢慄而不能食寒則胃氣不能健運故食衰熱則津液不能潤澤故消瘦怢慄卽戰慄也風氣與陽明入胃

循脉而上至目內眥其人肥則風氣不得外泄則爲熱中而目黄人瘦則外泄而寒則爲寒中而泣出風氣入胃胃脉上行目系人肥則腠密而邪不得泄故熱中而目黄人瘦則腠踈而邪氣易泄故寒中而泣出風氣與太陽俱入行諸脉俞散于分肉之間與衛氣相干其道不利故使肌肉憤䐜而有瘍衛氣有所凝而不行故其肉有不仁也五臟六腑之俞皆附于背故風由太陽經入者邪必行諸脉俞而散于分肉分肉者衛氣之所行也衛氣晝行于陽自太陽始風與衛相薄故氣道濇而不利風氣凝結故憤䐜腫脹而爲瘡瘍衛氣因風時或不行則痺而不仁也癘者有營氣熱胕其

氣不淸故使鼻柱壞而色敗皮膚瘍潰風寒客于脉而不去名曰癘風風寒客于血脉則營氣熱而胕潰氣者肺所治也不淸則金化不行鼻與皮毛皆肺主之故鼻柱壞色敗者皮毛槁也脉要精微論曰脉風成爲癘也癘者惡也風中五藏六府之俞亦爲藏府之風各入其門戶所中則爲偏風風入于藏府之俞隨俞左右而偏中之則爲偏風郎偏枯也風氣循風府而上則爲腦風風府督脉穴名風入係頭則爲目風眼寒太陽之脉起于目內眥故目風眼寒飲酒中風則爲漏風酒性溫散善開玄府故醉後易于中風漏者言汗漏而風客也入房汗出中風則爲內風內耗其精外開腠理風乘虛犯

名爲內風

新沐中風則爲首風久風入中則爲腸風飧泄風久而傳入腸胃熱則爲腸風下血寒則爲飧泄瀉利外在腠理則爲泄風偶當汗泄而風客于腠名爲泄風故風者百病之長也至其變化乃爲他病也無常方然致有風氣也長者始也骨空論曰風爲百病之始風之始入自淺而深至于變化乃爲他病故爲百病之長無常方者言風病變化無常方體而其致之者則皆因于風耳

評熱病論曰邪之所湊其氣必虛元氣克周病無從入氣虛則不能衛外而爲固玄府不閉風邪因而客焉

厥論曰陽氣衰于下則爲寒厥陰氣衰于下則

為熱厥厥者逆也下氣逆上忽眩仆不知人事輕者漸甦重則卽死陰陽之氣衰于下則寒熱二厥由之而生也前陰者宗筋之所聚太陰陽明之所合也宗筋者衆筋之所聚也足之三陰陽明少陽及衝任督蹻筋脈皆聚于此獨言太陰陽明之合重水穀之藏也胃為水穀之海主潤宗筋又陰陽總宗筋之會會于氣街而陽明為之長也春夏則陽氣多而陰氣少秋冬則陰氣盛而陽氣衰此人者質壯以秋冬奪于所用下氣上爭不能復精氣溢下邪氣因從之而上也秋冬之令天氣收藏恃壯而喜內則與令違此奪于所用也精竭于下必上爭而求救于母氣腎所去者太過肺所生者不及故不能復也既已不足精氣復下則陽虛而陰邪勝之故寒氣

逆上也氣因于中上則肺主氣下則腎納氣上下之氣皆因穀氣所化水穀在胃土居中州故日氣因于中陽氣衰不能滲營其經絡陽氣日損陰氣獨在故手足爲之寒也四支皆禀氣于胃胃中之陽氣虛不能充滿其經絡陽虛則陰勝故手足寒也酒入于胃則絡脈滿而經脈虛經脈在內深而不見屬陰者也絡脈在外浮而可見屬陽者也酒者熱穀之液其氣悍疾爲陽故先克絡脈酒熱傷陰故陽脈滿而經脈虛也脾主爲胃行其津液者也陰氣虛則陽氣入陽氣入則胃不和胃不和則精氣竭精氣竭則不營其四肢也胃受水穀脾則行其津液濕熱傷脾則陰虛陽亢胃乃不和水穀之精氣竭矣豈能營四肢乎此

人必數醉若飽以入房氣聚于脾中不得散酒氣與穀氣相搏熱盛于中故熱偏于身內熱而溺赤也夫酒氣盛而慓悍腎氣日衰陽氣獨勝故手足爲之熱也醉飽入房脾腎交傷陰日竭而陽日亢故手足熱也按厥有寒熱未有不本于酒色故知慎飲食遠房幃者厥其免夫

刺熱篇曰肝熱病者左頰先赤心熱病者顏先赤脾熱病者鼻先赤肺熱病者右頰先赤腎熱病者頤先赤肝應東方故左頰先赤心應南方故顏庭先赤脾應中央故鼻先赤肺應西方故右頰先赤腎應北方故兩頤先赤

熱論篇帝曰今夫熱病者皆傷寒之類也或愈或死其死皆以六七日間其愈皆以十日以上者何也傷寒者受冬月寒邪也冬三月病者為正傷寒至春變為溫病至夏變為熱病不曰至秋變為凉病者太陽寒水之邪遇長夏之土而勝也岐伯對曰巨陽者諸陽之屬也巨陽者太陽也太陽為六經之長總攝諸陽其脈連于風府故為諸陽主氣也人之傷于寒也則為病熱熱雖盛不死寒鬱于內皮膚閉而為熱寒散即愈故曰不死其兩感于寒而病者必不免于死兩感者一日太陽與少陰同病在膀胱則頭痛在腎則口乾煩滿二日陽明與太陰同病在胃則身熱讝語在脾則腹滿不欲食三

日少陽與厥陰同病，在少陽則耳聾，在厥陰則囊縮，三日傳徧，再三日則死，不待言矣。

一。日。巨。陽。受。之。故頭項痛，腰脊強。太陽爲三陽之表，而脈連風府，故傷寒多從太陽始。太陽經脈從頭項下肩，挾脊抵腰，故其病如此。二日陽明受之，陽明主肉，其脈侠鼻絡于目，故身熱目疼而鼻乾，不得臥也。胃不和則臥不安，是也。三日少陽受之，少陽主膽，其脈循脅絡于耳，故胸脇痛而耳聾。邪傳少陽者，三陽已盡，將傳太陰，故爲半表半裏。邪在陰則寒，在陽則熱，在半表半裏，故寒熱往來也。

三陽經絡皆受其病，而未入于藏者，故可汗而已。三陽爲表，屬府，故可汗而愈也。未入于藏者，深明入藏則不可輕汗也。四日太陰受之，太陰脈布胃中絡于嗌，故腹滿而嗌乾。邪在三陽，失于汗解，則傳三陰，目太陰始也。

五日少陰受之，少陰脈貫腎絡于肺，繫舌本，故口燥舌乾而渴。腎本屬水，而熱邪耗之，故燥渴也。

六日厥陰受之，厥陰脈循陰器而絡于肝，故煩滿而囊縮。傳至厥陰而六經徧矣，邪熱已極，故爲煩滿。

三陰三陽五臟六腑皆受病，榮衛不行，五臟不通則死矣。六經傳徧而邪不解，臟腑皆受病矣，氣血乏竭，營衛不行，則五臟之經脈不通，不死安待？

其未滿三日者，可汗而已；其滿三日者，可泄而已。已者，愈也。未滿三日，其邪在表，發汗則病已；滿三日者，邪已傳裏，攻下則

病已此言大槩也日數雖多脈浮而有三陽證者當汗之日數雖少脈沉而有三陰證者當下之此至要之法也

瘧論帝曰夫痎瘧皆生于風其畜作有時者何也凡秋瘧皆名痎即其皆生于風皆字知諸瘧之通稱也岐伯對曰瘧之始發也先起于毫毛伸欠乃作寒慄鼓頷腰脊俱痛寒去則內外皆熱頭痛如破渴欲冷飲陰陽上下交爭虛實更作陰陽相移也陽主上行陰主下行邪乘之則爭矣陽虛則外寒陰虛則內熱陽盛則外熱陰盛則內寒邪入于陰則陰實陽虛邪入于陽則陽實陰虛故曰更作曰相移也陽并于陰則陰實而陽虛

陽明虛則寒慄鼓頷也陽明虛則陽虛而陰實故寒慄也脈循頤頰故鼓頷也巨陽虛則腰背頭項痛三陽俱虛則陰氣勝陰氣勝則骨寒而痛終始篇曰病痛者陰也陰盛故頭痛骨亦痛也寒生于內故中外皆寒陽盛則外熱陰虛則內熱外內皆熱則喘而渴故欲冷飲也邪在陽分則內外皆熱故喘渴而冷飲此皆得之夏傷于暑熱氣盛藏于皮膚之內腸胃之外此營氣之所舍也夏暑汗泄何病之有或悽愴水寒或乘風納涼是熱大盛不能發越邪氣以營爲舍矣此令人汗空疏腠理開此明風邪易客也因得秋氣汗出遇風及得

之以浴水氣舍于皮膚之內與衛氣并居（暑邪既伏秋風收之又因浴水而瘧作矣）衛氣者晝日行于陽夜行于陰此氣得陽而外出得陰而內薄內外相薄是以日作（衛氣之行于身也一日一周邪氣與衛氣并居與衛氣同行故瘧亦一日一作此衛受邪淺而易治也）其氣之舍深內薄于陰陽氣獨發陰邪內著陰與陽爭不得出是以間日而作也（邪之所居者深入于藏是內薄于陰分矣陽氣獨發者衛陽之行猶故也而邪之薄于陰者遲而難出故間日而作）邪氣客于風府循膂而下（風府督脈穴也膂者脊兩旁也下者下行至尾骶也）衛氣一日一夜大會于風府其明

曰下一節故其作也晏衛氣之行也每日一會于風府若邪客風府必循膂而下其氣漸深則日下一節自陽就陰其會漸遲故其作漸晏也其出于風府日下一節二十五日下至骶骨二十六日入于脊內注于伏膂之內項骨三節脊骨二十一節其二十四節邪自風府日下一節故二十五日下至尾骶復自後而前二十六日入于脊內注伏膂之脈其氣上行九日出于缺盆之中其氣日高故作日益蚤也邪在伏膂循脊而上無關節之阻故九日而出缺盆其氣日高則自陰就陽其邪日退故作漸蚤也夫寒者陰氣也風者陽氣也先傷于寒而後傷于風故先寒而後熱也病以時作名曰

寒瘧先傷于風而後傷于寒故先熱而後寒也亦以時作名曰溫瘧（時作者或一日或間日不愆其期也）其但熱而不寒者陰氣先絕陽氣獨發則少氣煩冤手足熱而欲嘔名曰癉瘧

邪氣與衛氣客于六府有時相失不能相得故休數日乃作也（此即三日瘧也邪氣深重病在三陰邪氣不能與衛並出故休數日乃發數字當作三字）

溫瘧者得之冬中于風寒氣藏于骨髓之中至春則陽氣大發邪氣不能自出因遇大暑腦髓

爍肌肉消腠理發泄或有所用力邪氣與汗皆出此病藏于腎其氣先從內出之于外也腎主冬令其應在骨故冬受風寒邪伏骨髓至春夏有觸而發自內而達于外者也如是者陰虛而陽盛陽盛則熱矣衰則氣復反入入則陽虛陽虛則寒矣故先熱而後寒名曰溫瘧此冬受寒邪至春發爲溫瘧即傷寒也故傷寒論有溫瘧一症蓋本諸此癉瘧者肺素有熱氣盛于身厥逆上衝中氣實而不外泄因有所用力腠理開風寒舍于皮膚之內分肉之間而發發則陽氣盛陽氣盛而不衰則病矣其氣

不及于陰故但熱而不寒氣內藏于心而外舍于分肉之間令人消爍脫肉故命曰癉瘧肺素有熱氣藏于心即此二語火來乘金陰虛陽亢明是不足之症挾外邪而然故溫瘧癉瘧者皆非眞瘧也

欬論曰皮毛者肺之合也皮毛先受邪氣邪氣以從其合也其寒飲食入胃從胃脈上至于肺則肺寒肺寒則外內合邪因而客之則為肺欬五臟各以其時受病非其時各傳以與之人與天地相參故五臟各以時治時感于寒則受病

微則為欬，甚則為泄、為痛。乘秋則肺先受邪，乘春則肝先受之，乘夏則心先受之，乘至陰則脾先受之，乘冬則腎先受之。五臟六腑皆能成欬，然必肺先受邪而傳之于各經也。邪，寒邪也，所謂形寒飲冷則傷肺是也。五臟各以其時受病，輕者淺而在皮毛，重者深而在腸胃，故欬，外症也；泄，裏症也。寒在表則身痛，寒在裏則腹痛。曰先受之者，次必及乎肺而為欬也。肺欬之狀，欬而喘息有音，甚則唾血。肺主氣而司呼吸，故喘息有音。心欬之狀，欬則心痛，喉中介介如梗狀，甚則咽腫喉痹。心脈上挾于咽，故喉中如梗，至下痹則痛矣。肝欬之狀，欬則兩脇下痛，甚則不可以轉，轉則兩胠下滿肝之脈布脇肋故脇下痛胠脇之下也脾欬之狀欬則右胠下痛陰陰引肩背甚則不可以動動則欬劇脾脈上鬲挾咽其支者復從胃別上膈脾處右故右胠下痛痛引肩背也脾土喜靜動則違其性故增劇也腎欬之狀欬則腰背相引而痛甚則欬涎腎脈貫脊系于腰背故相引而痛腎屬水主涎故爲欬涎也五藏之久欬乃移于六腑脾欬不已則胃受之胃欬之狀欬而嘔嘔甚則長蟲出胃者脾之妻也故脾欬必傳于胃而爲嘔吐長蟲處于胃嘔甚則隨氣而出也肝欬不已則膽受之膽欬之狀欬嘔膽汁膽汁者苦汁也肺欬不已則大腸受之大腸欬

狀欬而遺矢遺矢者大便不禁也心欬不已則小腸受之小腸欬狀欬而失氣氣與欬俱失大腸之氣由于小腸之化故小腸欬則氣達于大腸而轉失氣也腎欬不已則膀胱受之膀胱欬狀欬而遺溺膀胱爲津液之府故遺溺久欬不已則三焦受之三焦欬狀欬而腹滿不欲食飲久欬則上中下三焦俱病一身之氣皆逆故腹滿不能食飲也此皆聚于胃關于肺使人多涕唾而面浮腫氣逆也聚于胃者胃爲五藏六府之本也關于肺者肺爲皮毛之合也涕唾者肺與胃司之面浮腫者氣上逆而急也

經脈別論曰夜行則喘出于腎淫氣病肺夜屬于陰

行則勞其身半以下且夜行多恐故喘出于腎也腎水傷則無以禁火之炎而肺金受賊矣

有所墮恐喘出于肝淫氣害脾墮而恐者傷筋損血故喘出于肝肝木伐土故害脾也 有所驚恐喘出于肺淫氣傷心且驚且恐則氣衰而神亂肺主氣心藏神故二藏受傷也 度水跌仆喘出于腎與骨水氣通于腎跌仆傷其骨故喘出焉 當是之時勇者氣行則已怯者着而為病也勇者氣足神全故一時所動之氣旋即平復不足之人隨所受而成病矣

腹中論曰心腹滿旦食則不能暮食名為鼓脹脹甚則腹皮繃急中空無物鼓之如鼓故名鼓脹 治之以鷄矢醴一劑

知二劑已鷄胃能消金石其矢之性等于巴硇通利二便消積下氣但宜于壯實之人虛者服之禍不旋踵卽經云一劑便知其効二劑便已其病亦狀其猛利也用乾羯鷄矢一升炒微焦入無灰酒三碗煎至減半取清汁五更熱飲卽腹鳴辰巳時行二三次皆黑水也飲一劑覺足有縐紋飲二次卽愈矣

靈樞脹論曰夫心脹者煩心短氣臥不安肺脹者虛滿而喘欬肝脹者脇下滿而痛引小腹脾脹者善噦四肢煩悗體重不能勝衣臥不安腎脹腹滿引背央央然腰髀痛此五臟之脹也悶亂曰悗央央者困苦之貌胃脹者腹滿胃脘痛鼻聞焦臭妨于食大

便難大腸脹者腸鳴而痛濯濯冬日重感于寒則飧泄不化小腸脹者小腹䐜脹引腰而痛膀胱脹者少腹滿而氣癃三焦脹者氣滿于皮膚中輕輕然而不堅膽脹者脇下痛脹口中苦善太息此六腑之脹也濯濯腸鳴水聲也飧泄完穀不化也氣癃者小便不利也厥氣在下營衛留止寒氣逆上眞邪相攻兩氣相搏乃合為脹也厥逆之氣目下而上則營衛之行失其常度眞氣與邪氣相攻合而為脹也

靈樞水脹篇曰目窠上微腫如新臥起之狀日之

下為目窠如新臥起者形如臥蠶也其頸脈動時欬頸脈足陽明人迎也陽明之脈自人迎下循腹裏而水邪乘之故為頸脈動水之慓在肺故時欬陰股間寒足脛腫腹乃大其水已成矣以手按其腹隨手而起如裹水之狀此其候也此上皆言水腫之候

膚脹者寒氣客于皮膚之間鼕鼕然不堅腹大身盡腫皮厚鼕鼕鼓聲也寒氣客于皮膚陽氣不行病在氣分故有聲如鼓氣本無形故不堅氣無所不至故腹大身盡腫而皮厚也按其腹窅而不起腹色不變此其候也氣在膚間按散者不能猝復故窅而不起皮厚故腹色不變也

鼓脹者腹脹身皆大大與膚脹等也色蒼黃腹筋起

此其候也[鼓脹膚脹大同小異祗以色蒼黃腹筋起爲別耳]腸覃者寒
氣客于腸外與衛氣相搏氣不得榮因有所繫
癖而內着惡氣乃起瘜肉乃生[覃之爲義延布而深也寒氣薄
衛滯而不行留于腸外故癖積起瘜肉生也]其始生也大如鷄卵稍
以益大至其成如懷子之狀久者離歲按之則
堅推之則移月事以時下此其候也[離歲越歲也邪在腸
外不在胞中故無妨于月事皆由汁沫所聚非血病可知也]石瘕生于胞中
寒氣客于子門子門閉塞氣不得通惡血當寫
不寫衃[音丕]以留止日以益大狀如懷子月事不

以時下皆生于女子可導而下衃敗血凝聚也子門閉塞衃血留止其堅如石故名石瘕月事不以時下無經可至也可以導血之劑下之按腸覃石瘕皆言月事則此二症惟女人有之故曰皆生于女子也

平人氣象論曰頸脈動喘疾欬曰水頸脈乃結喉旁動脈足陽明之人迎也水氣上逆則侵犯陽明故頸脈動水溢于肺則喘而欬目裹微腫如臥蠶起之狀曰水目之下胞曰目裹胃脈之所至脾脈之所主若微腫如臥蠶狀是水氣犯脾胃也溺黃赤安臥者黃疸溺色黃赤而安臥自如必成黃疸也已食如饑者胃疸胃熱善消穀故雖食常饑此名胃疸面腫曰風風為陽邪故曰高巔之上惟風可到此面腫所以屬風也足脛腫曰

水（水爲陰邪潤下之品故足腫腫者爲水也）目黃者曰黃疸（諸經有熱皆上薰于目故黃疸者目黃）

舉痛論曰經脈流行不止環周不休寒氣入經而稽遲泣而不行客于脈外則血少客于脈中則氣不通故卒然而痛（泣者澁而不利也）寒氣客于脈外則脈寒脈寒則縮綣縮綣則脈絀急絀急則外引小絡故卒然而痛得炅則痛立止（經脈受寒則縮縮則急故卒痛然客于脈外者其邪淺故經得炅氣則立止也）因重中于寒則痛久矣（重者重復受寒也傷之深故不易愈也）寒氣客于經脈之

中與炅氣相薄，則脈滿，滿則痛而不可按也。營行脈中，血不足者，脈中常熱，新寒與故熱相薄，則邪實而脈滿，按之則痛愈甚，故不可按也。寒氣客于腸胃之間，膜原之下，血不得散，小絡急引故痛，按之則血氣散，故按之痛止。膜，脂膜與筋膜也。原者，肓之原，卽腹中空隙之處。血凝則小絡急痛，按着空處，則寒散絡緩，故痛止。非若經脈之無罅隙者，按之愈痛也。寒氣客于侠脊之脈，則深按之不能及，故按之無益也。侠脊者，足太陽經也。其最深者，則伏衝、伏膂之脈，故手按不能及其處也。寒氣客于衝脈，衝脈起于關元，隨腹直上，寒氣客則脈不通，脈不通則氣因之，故喘動應手矣衝脈起于胞中即關元也其脈並足少陰腎經夾臍上行會于咽喉而腎脈上連于肺犯寒則脈不通而氣因以逆故喘日應手者動之甚也寒氣客于背俞之脈則脈泣脈泣則血虛血虛則痛其俞注于心故相引而痛按之則熱氣至熱氣至則痛止矣背俞五臟俞也皆足太陽經穴太陽之脈循膂當心上出于項故寒氣客之則脈泣血虛背與心相引而痛因其俞注于心也血虛而痛故按之而痛止寒氣客于厥陰之脈厥陰之脈者絡陰器繫于肝寒氣客于脈中則血泣脈急故脇肋與少腹相引痛矣少腹脇肋皆肝之部分也厥氣客于陰股寒氣上及少腹血泣在

下相引故腹痛引陰股厥氣寒而上逆之氣也陰股少腹乃足三陰衝脈所由行也寒氣客于小腸膜原之間絡血之中血泣不得注于大經血氣稽留不得行故宿昔而成積矣小腸爲受盛之府化物出焉寒氣客于膜原及小絡則血澁不得注于大經化物失職久而成積矣寒氣客于五臟厥逆上泄陰氣竭陽氣未入故卒然痛死不知人氣復返則生矣五臟皆受邪厥逆而泄越于上陰氣暴竭陽氣未能遽入故卒肰痛死或得炅則氣復反而生矣寒氣客于腸胃厥逆上出故痛而嘔也胃爲水穀之海腸爲水穀之道皆主行下者也寒邪傷之則逆而上出故痛而嘔寒氣客于小

腸小腸不得成聚故後泄腹痛矣小腸與丙火為表裏成聚即受盛之義也寒邪侮之則失其受盛之常故泄而腹痛熱氣留于小腸腸中痛癉熱焦渴則堅乾而不得出故痛而閉不通矣大抵營衞藏府之間得熱即行遇冷即凝故痛皆因于寒也此一條獨言熱痛却由于便閉不通故痛仍非火之日為痛也故曰通則不痛痛則不通

痹論曰風寒濕三氣雜至合而為痹也痹者閉也不仁也六氣之中風寒濕為陰邪陰氣合病則閉塞成冬之象故血氣不流經絡壅閉而痺斯作矣其風氣勝者為行痹風屬陰中之陽善行而數變故為行痹凡走注歷節疼痛之類俗名流火是也寒者勝者為痛痹陰寒之氣乘于肌肉筋骨則凝

泣稽留閉而不通故為痛痹卽痛風也濕氣勝者為着痹也着痹者重着不移濕從土化故病在肌肉不在筋骨也肺痹者煩滿喘而嘔肺在上焦脈循胃口故為煩滿喘而且嘔心痹者脈不通煩則心下鼓脈者心之合也心受暴上氣而喘嗌乾善噫厥氣上則恐病則脈不通心脈支者上挾咽直者却上肺故其病如此厥逆則水邪侮火故神傷而恐恐者腎志也肝痹者夜臥則驚多飲數小便上為引如懷肝受邪則魂不安寧故夜臥多驚閉而為熱故多飲數小便也上為引者引飲也如懷者腹大如懷物也木邪侮土故為病如此腎痹者善脹尻以代踵脊以代頭腎者胃之關腎痹則邪并及胃故腹善脹尻以代踵者足攣不能伸也脊以代

頭者身僂不能直也脾痺者四肢解惰發欬嘔汁上爲大塞脾主四肢又主困倦故爲解惰土傷則金亦傷故欬妻病故夫亦病故嘔坤土不升乾金不降大塞之象也腸痺者數飲而出不得中氣喘爭時發飧泄腸痺則下焦之氣閉而不行故數飲而溺不得出氣化不及州都返而上逆故喘爭也小便不利則水液混于大腸故飧泄也胞痺者少腹膀胱按之內痛若沃以湯澁于小便上爲清涕胞溺之脬也膀胱氣閉則水液壅滿故按之內痛也氣閉則熱如湯之沃也膀胱之脈從巔絡腦故小便下澁清涕上出也痛者寒氣多也有寒故痛也寒則血氣凝泣故痛終始篇曰病痛者陰也病久入深營衛之行濇經絡時疎故

不痛此言病則營衞濇而必痛其不痛者經絡有疎散之時則不濇故不痛也皮膚不營故爲不仁皮膚之間無血以和之故不仁也陽氣少陰氣多與病相益故寒也痺病本屬陰寒若陽氣不足之人則寒從內起與外病相助益故寒也陽氣多陰氣少病氣勝陽遭陰故爲痺熱其人陽氣素盛而遭陰寒之氣病氣反爲陽氣勝矣故爲熱痺其多汗而濡者此其逢濕甚也陽氣少陰氣盛兩氣相感故汗出而濡也兩氣者身中之氣與外客之氣兩氣皆陰互相感召故汗出脈要精微論曰陰氣有餘爲多汗身寒是也凡痺之類逢寒則急逢熱則縱寒則筋攣故急熱則筋弛故縱

痿論曰肺熱葉焦則皮毛虛弱急薄着則生痿躄也火來乘金在內為肺葉焦枯在外為皮毛虛薄熱氣着而不去則為痿躄躄者足不能行也心氣熱則下脈厥而上上則下脈虛虛則生脈痿樞折挈脛縱而不任地也心火上炎則三陰在下之脈亦厥逆而上上盛則下虛乃生脈痿四肢關節之處如樞紐之折而不能提挈足脛縱緩而不能任地也肝氣熱則膽泄口苦筋膜乾筋膜乾則筋急而攣發為筋痿肝熱則膽亦熱故汁溢而口苦血海乾枯筋無以榮則攣急而痿脾氣熱則胃乾而渴肌肉不仁發為肉痿脾與胃為夫妻而閉竅于口故脾熱則胃乾而渴脾主肌肉熱淫于內則脾陰耗損故肉

不仁而爲痿腎氣熱則腰脊不舉骨枯而髓減發爲骨痿腰者腎之府脊者腎之所貫也腎主骨故骨枯爲痿肺者藏之長也爲心之蓋也肺位至高故爲之長覆于心上故謂之蓋有所失亡所求不得則發肺鳴鳴則肺熱葉焦有志不遂則鬱而生火火來乘金不得其平則自鳴肺鳴者其葉必焦大經空虛發爲肌痺傳爲脈痿血不足則大經空虛無以克養肌肉故先爲肌痺而後傳于心爲脈痿也思想無窮所願不得意淫于外入房太甚宗筋弛縱發爲筋痿及爲白淫思而不得則意淫于外入房太過則精傷于內陰傷而筋失所養故爲縱爲痿火動于中水虧于下乃爲白淫

白淫者男濁女帶也有漸于濕以水爲事若有所留居處相濕肌肉濡漬痺而不仁發爲肉痿漸染也以水爲事常近水也久于水則有所留矣居處之地又當卑濕則肌肉受濕而濡漬故頑痺而成肉痿也有所遠行勞倦逢大熱而渴渴則陽氣內伐內伐則熱舍于腎腎者水藏也今水不勝火則骨枯而髓虛故足不任身發爲骨痿遠行勞倦則所傷在骨逢大熱者或逢天令之熱或陰不足而本熱火則氣大過水液必耗故骨枯髓虛而爲痿也

治痿者獨取陽明何也陽明者五藏六府之海主潤宗筋宗筋主束骨而利機關也足陽明胃主納水穀

變化氣血以克一身故爲五藏六府之海而下潤宗筋宗筋者前陰所聚之筋爲諸筋之會一身之筋皆屬于此故主束骨而利機關**衝脈者經脈之海也主滲灌谿谷與陽明合于宗筋**衝脈爲十二經之血海故主滲灌谿谷衝脈起于氣街並少陰之經夾臍上行陽明脈亦夾臍旁下行故皆合于宗筋**陰陽總宗筋之會會于氣街而陽明爲之長皆屬于帶脈而絡于督脈**宗筋聚于前陰前陰者足之三陰及陽明少陽衝任督蹻九脈之所會也九脈之中惟陽明爲藏府之海衝脈爲經脈之海此一陰一陽總之故曰陰陽總宗筋之會會于氣街者氣街爲陽明之正脈故陽明獨爲之長帶脈起于季脇圍周一身督脈起于會陰分三岐爲任衝而上行腹背故諸經皆聯屬于帶脈支絡于督脈也**故陽明**

虛則宗筋縱帶脈不引故足痿不用也

靈樞大惑論曰不得卧而息有音者是陽明之逆也足三陽者下行今逆而上行故息有音也（足之三陽其氣皆下行足之三陰其氣皆上行此天氣下降地氣上升之義故陽明以上行爲逆逆則沖肺故息有音也）陽明者胃脈也胃者六府之海其氣亦下行陽明逆不得從其道故不得卧也胃不和則卧不安此之謂也（凡人之寤寐由于衛氣衛氣者晝行于陽則動而爲寤夜行于陰則靜而爲寐胃氣逆上則衛氣不得入于陰故不得卧）

厥氣客于五藏六府則衛氣獨衛其外行于陽

不得入于陰行于陽則陽氣盛陽氣盛則陽蹻陷不得入于陰陰虛故目不瞑調其虛實以通其道而去其邪飲以半夏湯一劑陰陽已通其臥立至不臥之病有心血不足者法當養陰有邪氣逆上者法當祛邪半夏湯者去邪之法也以流水千里以外者八升揚之萬遍取其清五升煑之炊以葦薪千里流水取其流長源遠有跡通下達之義也揚之萬遍令水珠盈溢爲甘瀾水可以調和陰陽炊以葦薪者取其火烈也火沸置秫米一升治半夏五合徐炊合竭爲一升半火沸言未投藥而水先沸也秫米糯小米也北人呼爲小黃米味甘性平能養胃和中用以爲君治

半夏。猶言製過半夏也。味辛性溫。能下氣化痰。用以為臣。去其滓。飲汁一小杯。日三。稍益以知為度。知者。病愈也。故其病新發者。覆杯則臥。汗出則已矣。久者三飲而已也。

方盛衰論曰。肺氣虛則使人夢見白物。見人斬血籍籍。得其時。則夢見兵戰。金色本白。故夢白物。斬者。金之用也。虛者多畏怯。故見斬血籍籍也。得其時者。得金王之時也。腎氣虛則使人夢見舟船溺人。得其時。則夢伏水中。若有畏恐。腎屬水。故夢應之。得水旺之時。夢水益大也。畏恐。腎之志也。肝氣虛則夢見菌香生草。得其時則夢伏樹下不敢起。肝之應在木。雖當木

（旺之時。亦夢伏樹下也。）心氣虛則夢救火陽物，得其時則夢燔灼（心令火。陽物。即火之屬也。得火旺之令。夢火益大也。）脾氣虛則夢飲食不足。得其時則夢築垣蓋屋（倉廩空虛。故思飲食。得土旺之令則夢高土也）

陰氣盛則夢涉大水而恐懼，陽氣盛則夢大火而燔灼。陰陽俱盛則夢相殺。（俱盛則爭。）上盛則夢飛。下盛則夢墮（本乎天者親上。本乎地者親下。）甚饑則夢取，甚飽則夢予。肝氣盛則夢怒，肺氣盛則夢恐懼哭泣飛揚（肺主氣。故夢飛揚。）心氣盛則夢善笑恐畏。脾氣盛

盛則夢腰脊兩解不屬
厥氣客于心則夢見丘山煙火客于肺則夢飛揚見金鐵之奇物客于肝則夢山林樹木客于脾則夢見丘陵大澤壞屋風雨客于腎則夢臨淵沒居水中客于膀胱則夢遊行客于胃則夢飲食客于大腸則夢田野大腸曲折納汙類田野也客于小腸則夢聚邑衝衢小腸為受盛之官類衝衢也客于膽則夢鬬訟自刳膽性剛猛自刳者自剖其腹也客于陰器則夢接內客于項則夢斬首客于頸則夢行走而不能前

及居深地窌苑中客于股肱則夢禮節拜起客于胞脏則夢溲便胞即脬也脏大腸也在前則夢溲在後則夢便短蟲多則夢聚衆長蟲多則夢相擊毀傷

靈樞癰疽篇曰血脉營衛周流不休上應星宿下應經數寒邪客于經絡之中則血泣血泣則不通不通則衛氣歸之不得復反故癰腫寒氣化爲熱熱勝則腐肉肉腐則爲膿膿不寫則爛筋筋爛則傷骨骨傷則髓消不當骨空不得泄寫血枯空虛則筋骨肌肉不相榮經脉敗漏薰

于五藏藏傷故死矣始受寒邪血脈凝泣久而不去寒化爲熱癰疽乃成傷于藏者死不治癰發于嗌中名曰猛疽猛疽不治化爲膿膿不寫塞咽半日死其化爲膿者寫則合豕膏冷食三日已猛疽言其凶惡猛厲也若膿已寫潰當服豕膏卽猪脂之煉淨者也萬氏方治肺熱暴瘖用猪脂一斤去筋入白蜜一斤再煉少頃濾淨冷定不時挑服一匙卽愈發于頸名曰夭疽其癰大以赤黑不急治則熱氣下入淵液前傷任脈內薰肝肺十餘日而死矣夭疽者在天柱也俗名對口赤者心之色黑者熱極反兼勝已之化也急須治之可活若治之稍遲或治之失宜則毒流肺肝而死矣陽氣大發消腦留

項名曰腦爍其色不樂項痛而如刺以鍼煩心者死不可治陽大發者毒大甚也色不樂者神傷而色變即所謂色夭也毒深故痛如針刺邪犯心君故煩心而死

發于肩及臑名曰疵癰其狀赤黑急治之此令人汗出至足不害五藏癰發四五日逞焫之肩膊下軟白肉曰臑此肺脈之病肺主玄府故遍身得汗也毒從汗減且非要害之所故不害五藏也逞者急也焫者艾炷也言宜急灸也

發于腋下赤堅者名曰米疽治之以砭石欲細而長踈砭之塗以豕膏六日已勿裹之砭石欲細者恐傷肉也欲長者用在深也故宜踈不宜密勿裹之者欲其氣踈泄也豕膏者即猪油煎當歸以蠟收者也

其

癰堅而不潰者爲馬刀俠纓急治之俠當作俠纓當作癭馬刀者瘰癧也俠癭者俠頸之瘤屬也發于胸名曰井疽其狀如大豆三四日起不蚤治下入腹不治七日死矣井者喻其深而惡也發于胸者近犯心主治之宜早下入腹則五藏俱敗死期速矣發于膺名曰甘疽色青其狀如穀實菰瓠常苦寒熱急治之去其寒熱十歲死死後出膿膺在胸旁高肉處逼近在乳上也穴名膺窗足陽明胃之脈也土味甘故曰甘疽色青者肝木尅土也層房纍纍狀如穀實瓜蔞軟而不潰中有所蓄如瓜子也十歲死者綿延難愈也發于脇名曰敗疵敗疵者女子之病也灸之其病大癰膿治

之其中乃有生肉大如赤小豆剉蔆藕草根各一升以水一斗六升煑之竭為取三升則強飲厚衣坐于釜上令汗至足已（脇者肝之部也婦人多鬱怒故患此瘡蔆菱也藕連翹也二草之根俱能解毒強飲者乘其熱而強飲之復厚衣坐于熱湯之釜薰蒸取汗汗出至足乃透已者愈也）發于股脛名曰股脛疽其狀不甚變而癰膿搏骨不急治三十日死矣（股脛大股也狀不甚變外形不顯也癰膿搏骨即所謂貼骨癰也毒盛而深能下蝕三陰陽明之大經故不為急治法當三十日死矣）發于尻名曰銳疽其狀赤堅大急治之不治三十日死矣（尻尾骶骨也穴名長強為格脈之絡一名

氣之陰郄故不治則死發于股陰名曰赤施不急治六十日死在兩股之內不治十日而當死股陰大股內側也當足太陰箕門血海及足厥陰五里陰包之間皆陰氣所聚之處故不治則死若兩股俱病則傷陰之極其死尤速赤施者想其當血海穴故名發于膝名曰疵癰其狀大癰色不變寒熱如堅石勿石石之者死須其柔乃石之者生石之者砭也色不變者不紅赤也硬者禁用砭軟者方可用砭也諸癰之發于節而相應者不可治也發于陽者百日死發于陰者三十日死諸節者神氣所遊行出入也相應者發于上而應于下發于左而應于右法在不治發于三陽之分毒淺在府其死緩發于三

陰之分者毒深在藏不出一月也發于脛名曰兎齧其狀赤至骨急治之不治害人也脛足脛也兎齧如兎之所齧傷也爲其在下高低等于兎也發于內踝名曰走緩其狀癰也色不變數石其輸而止其寒熱不死數石者屢屢砭之也其輸即腫處也發于足上下名曰四淫其狀大癰急治之百日死陽受氣于四末而大癰淫于其間陽毒之甚也時氣更易則眞陰日敗踰三月而死矣發于足傍名曰厲癰其狀不大初如小指發急治之去其黑者不消輒益不治百日死去其黑者而猶不消反益大焉則百日必死矣發于足指名曰脫癰其狀赤黑

死不治不赤黑不死不衰急斬之不則死矣六經
原腧皆在于足所以癰發于足者多為凶候至
于足指又皆六井所出色赤黑者其毒尤甚若
不衰退急斬去其指庶可保
生若稍緩毒發傷藏而死榮衛稽留于經脈
之中則血泣而不行不行則衛氣從之而不通
壅遏而不得行故熱大熱不止熱勝則肉腐腐
則為膿然不能陷骨髓不為焦枯五藏不為傷
故命曰癰熱氣淳盛下陷肌膚筋髓枯內連五
藏血氣竭當其癰下筋骨良肉皆無餘故命曰
疽癰字從壅疽字從阻總是氣血稽留營衛不
通之症大而淺者為癰府受傷可無大患

深而惡者爲疽五藏受傷大可憂畏治之者顧可緩乎顧可忽乎

疽者上之皮夭以堅上如牛領之皮癰者其皮上薄以澤天者色枯暗也牛皮喻其厚也澤者光亮也

白眼青黑眼小是一逆也內藥而嘔者是二逆也腹痛渴甚是三逆也肩項中不便是四逆也音嘶聲脫是五逆也

寒熱病篇曰身有五部伏兎一腓二背三五藏之腧四項五此五部有癰疽者死伏兎者胃之穴名在膝上六寸陰市上五寸腓者足肚也即腨也腎之脈上踹內之築賓穴背者五藏之所係也腧者五藏之所主也項者諸陽之要道也犯此五者亦名五逆

靈樞玉板篇曰腹脹身熱脈大是一逆也（身熱脈大而又腹脹表裏之邪俱盛也）腹鳴而滿四支清泄其脈大是二逆也（腹滿而清泄陰症也脈大者是脈與症反也）衄而不止脈大是三逆也（鼻衄在陰脈大爲陽陽寔陰虛死不治）咳且溲血脫形其脈小勁是四逆也（咳而溲血脫形正氣傷也脈雖小而勁邪仍在也）欬脫形身熱脈小以疾是謂五逆也（脫形眞氣已衰身熱邪氣未化細小疾數氣血兩敗之診也）如是者不過十五日而死矣（十五日交一節言不能踰節也）其腹大脹四末滿脫形泄甚是一逆也（腹大脹者邪正甚也四肢冷而脫形泄甚脾已絶矣）腹脹便血

脉大時絶是二逆也腹脹便血陰脫也脉大時絶陽脫也欬溲血形肉脫脉摶是三逆也欬而溲者氣血俱損形肉脫者脾已絶脉摶者眞藏見矣嘔血胸滿引背脉小而疾是四逆也嘔血而至胸滿背曲病已極矣脉小屬氣敗脉疾屬血敗欬嘔腹脹且飧泄其脉絶是五逆也上爲欬嘔中爲脹滿下爲飧泄三焦俱病六脉已絶如是者不及一時而死不及一時者不能周一日之時也

標本論曰夫病傳者心病先心痛病在心者先心痛一日而欬心病傳肺火尅金也三日脇支痛肺復傳肝金尅木也故脇支痛五日閉塞不通身痛體重肝傳脾木尅土也脾病則閉塞不通脾主

肌肉故身體痛重三日不已死再三日不已則脾又傳腎土尅水也五藏俱傷故死冬夜半夏日中冬月夜半水旺之極也夏月日中火旺之極也火畏水故冬則死于夜半陽邪亢極故夏則死于日中蓋衰極亦死盛極亦死也肺病喘欬肺主息故病喘欬三日而脇支滿痛三日而之肝金尅木也一日身體重痛一日之脾木尅土也五日而脹五日而之胃藏傳府也十日不已死十日不已胃復傳腎五行之數已極故死冬日入夏日出此如酉二時屬燥金之化肝病頭目眩脇支滿肝開竅于目而經脉布于脇肋三日體重身痛三日傳脾五日而脹脾傳胃也三日腰脊少腹脛痠三日傳腎也三日不已死三日不已腎復傳心故死

冬日入夏早食（亦如酉時也燥金主之木所畏也）脾病身痛體重（脾主肌肉）一日而脹（脾傳胃也）二日少腹腰脊痛脛痠（胃傳腎也）三日背䏚筋痛小便閉（三日而胃傳膂膀胱也）十日不已死（十日不已復傳于心故死）冬人定夏晏食（此已亥時也司風木之化脾病畏之）腎病少腹腰脊痛胻痠（腎主下部經脈行于少腹腰脊胻骨之間）三日背䏚筋痛小便閉（三日而傳膂膀胱也）三日腹脹（三日而傳小腸）三日兩脇支痛（三日而上傳心手心主之正別下淵腋三寸入胸中故兩脇支痛）三日不已死（復復肺金也）冬大晨夏晏晡（此辰戌時也土旺四季爲水所畏故腎病絕焉）胃病脹滿五日少腹

腰脊痛胻痠五日之腎也三日背䏚筋痛小便閉三日之膂膀胱也五日身體重病傳論曰五日而上之心此云體重疑悞六日不已死心復傳肺冬夜半後夏日昳丑未司濕土之化氣通于胃失守則死

膀胱病小便閉五日少腹脹腰脊痛胻痠五日而之腎也一日腹脹一日而之小腸一日身體痛一日而之心府傳藏也心主血脈故爲身體痛二日不已死心病不已必腹傳金故死冬雞鳴夏下晡丑未時也土能制水故膀胱畏之相傳死期各有遠近葢藏有要害不同也以次相傳者必死間一二藏或三四藏者可以治矣

靈樞經脈篇曰手太陰氣絕則皮毛焦太陰者

行氣溫于皮毛者也故氣不榮則皮毛焦皮毛焦則津液去皮節津液去皮節者則爪枯毛折毛折者則毛先死丙篤丁死火勝金也（肺屬金主氣爲水之母故其氣絕則津液去而爪枯毛折也）手少陰氣絕則脈不通脈不通則血不流血不流則髦色不澤故其面黑如漆柴者血先死壬篤癸死水勝火也（心主血脈故心絕則血先死其症在髦色不澤面黑如漆水化見也）足太陰氣絕則脈不榮肌肉唇舌者肌肉之本也脈不榮則肌肉軟肌肉軟則舌萎人中滿人中滿則唇反唇反

者肉先死甲篤乙死木勝土也脾主肌肉故脾絕則肉先死其症在舌萎人中滿唇反也足少陰氣絕則骨枯少陰者冬脈也伏行而濡骨髓者也故骨不濡則肉不能著也骨肉不相親則肉軟却肉軟却故齒長而垢髮無澤髮無澤者骨先死戊篤己死土勝水也腎屬水故爲冬脈腎主骨故腎絕則骨先死其症在骨肉不相親附則齒長而垢精枯故髮無澤也足厥陰氣絕則筋絕厥陰者肝脈也肝者筋之合也筋者聚于陰氣當作器而脈絡于舌本也故脈弗榮則筋急筋急則引舌與卵故唇青舌

卷卵縮則筋先死庚篤辛死金勝木也（肝絕者筋先死其症在唇舌卷而卵縮囊拳也）五陰氣俱絕則目系轉轉則目運目運者爲志先死志先死則遠一日半死矣（五藏之精上注于目故五陰氣絕則目轉而運志先死矣志藏于腎眞陰已竭死在周日間耳）

六陽氣絕則陰與陽相離離則腠理發泄絕汗乃出故旦占夕死夕占旦死（陽氣不能衛外而爲固則汗泄絕汗者其形如珠凝而不流或氣喘不休汗出如洗者是也）

冬三月之病病合于陽者至春正月脈有死徵皆歸出春（冬三月陰盛之時而見陽病者至春初陽氣發動之令脈必有死徵矣出

春者交夏也陽病當陽盛則亢極而不可免矣冬三月之病在理已盡草與柳葉皆殺在理已盡謂色脈形症皆無生理則交春草色青柳葉見皆其死期也春陰陽皆絕期在孟春冬月之病甫交春而陰陽皆絕則不待仲季即于孟春是其死期矣陰絕者脈形不至陽絕者脈形微細或上不至關爲陽絕下不至閉爲陰絕春三月之病曰陽殺殺音賽陽氣衰也陽氣方生之令而陽氣衰敗不能應令也陰陽皆絕期在草乾春令木旺之症而陰陽俱絕至秋令草乾之時金勝木而死矣夏三月之病至陰不過十日金匱眞言論曰脾爲陰中之至陰五藏六府之本也以至陰之藏而當陽極之時苟犯死症期在十日陰陽交期在濂音廉水陰陽交者陰脈見于陽則陽氣失守陽脈

見于陰則陰氣失守夏月而見此逆象則仲秋嫌水之期不能保其生矣秋三月之病三陽俱起不治自已秋時陽氣漸衰陰氣漸長雖三陽之病俱起而陽不勝陰故自已陰陽交合者立不能坐坐不能起陰陽交合者陰陽合病也起坐不能者屈伸不利也三陽陽當作陰獨至期在石水陰病而當陰盛則孤陰不生矣水堅如石之候不能再生即上文三陽俱起不治自愈下文二陰期在盛水則此爲三陰無疑二陰獨至期在盛水二陰病比之三陰病者差緩焉故期在盛水盛水者正月雨水也

診要經終論曰太陽之脈其終也戴眼反折瘈瘲其色白絕汗乃出出則死矣戴眼者目睛仰視而不能轉也

反折者腰脊反張也筋急曰瘈筋緩曰瘲絕汗者汗出如油也足太陽之脈起于目內眥上額交巔入絡腦下項夾脊抵腰中下至足之小指手太陽之脈起于小指之端循臂上肩其支者循頸上頰至目之外眥故其病如此又太陽為三陽之表故主色白汗出

少陽終者耳聾百節皆縱目瞏絕系絕系一日半死其死也色先青白乃死矣

手足少陽之脈皆入于耳中亦皆至于目銳眥故為耳聾目瞏也瞏者直視如驚也因少陽之系絕不能旋轉也膽應筋故百節從也木之色青金之色白金木相賊則青白先見矣

陽明終者口目動作善驚妄言色黃其上下經盛不仁則終矣

手足陽明之脈皆挾口入目故口目動作也聞木音則惕然而驚是陽明善驚也罵詈不辨親疏是陽明妄言也黃者土

色外見也上下經盛謂頭頸手足陽明之脈皆躁動而盛是胃之敗也不知痛痒謂之不仁是肌肉之敗也

少陰終者面黑齒長而垢腹脹閉上下不通而終矣手少陰氣絕則血敗足少陰氣絕則色如炲故面黑也腎主骨齒者骨之餘故齒不固而垢也手少陰之脈下鬲絡小腸足少陰之脈絡膀胱貫肝鬲故爲腹脹閉上下不通是心腎不交也

太陰終者腹脹閉不得息善噫善嘔嘔則逆逆則面赤不逆則上下不通不通則面黑皮毛焦而終矣足太陰脈入腹屬脾故爲腹脹閉手太陰脈上鬲屬肺而主呼吸故不得息惟脹閉不得息故爲噫爲嘔氣逆于上故面赤不逆則脾之地不上升肺之天不下降上下不通者天地不交也脾敗無以制水故面黑肺敗不能主氣故皮毛焦也

厥陰終者中熱嗌乾善溺心煩甚則舌卷卵上縮而終矣

手厥陰心主之脈起于胸中出屬心包絡下膈歷絡三焦足厥陰肝脈循喉嚨之後上入頏顙其下者循股陰入毛中過陰器故爲中熱嗌乾善溺心煩等症舌者心之官也肝者筋之合也筋者聚于陰器而脈絡于舌本故甚則舌卷卵縮也

愚按人之有病猶樹之有蠹也病之有能猶蠹之所在也不知蠹之所在徧樹而斫之蠹未必除而極先槁矣不知病之所在廣絡而治之病未必去而命先盡矣故病能置顚卽較若列眉猶懼或失之病能未彰而試之藥餌吾不忍言也世醫矜家傳之秘時醫誇歷症之多悻悻賣俗而不知其非叩之三因之自與其所變𣃔以爲贅是不欲知蠹之所在而弟思斫樹以爲功者傺亦斫矣

還三書院

图书在版编目（CIP）数据

内经知要 / （明）李中梓著；吴卧儒，吴佳馨整理 . —
北京：中国中医药出版社，2024.6
ISBN 978-7-5132-8618-3

Ⅰ . ①内… Ⅱ . ①李… ②吴… ③吴… Ⅲ . ①《内经》—
分类 — 汇编 Ⅳ . ① R221.3

中国国家版本馆 CIP 数据核字（2023）第 251270 号

中国中医药出版社出版
北京经济技术开发区科创十三街 31 号院二区 8 号楼
邮政编码　100176
传真　010-64405721
山东临沂新华印刷物流集团有限责任公司印刷
各地新华书店经销

开本　787x1092　1/16　印张 16.25　字数 83 千字
2024 年 6 月第 1 版　2024 年 6 月第 1 次印刷
书号　ISBN　978-7-5132-8618-3

定价　98.00 元

网址　www.cptcm.com

服务热线　010-64405510
购书热线　010-89535836
维权打假　010-64405753

微信服务号　zgzyycbs
微商城网址　https://kdt.im/LIdUGr
官方微博　http://e.weibo.com/cptcm
天猫旗舰店网址　https://zgzyycbs.tmall.com

如有印装质量问题请与本社出版部联系（010-64405510）

損我三毒貪嗔痴　還我三寶精氣神
問道岐黄何處去　杏林深處尋還三

如想加入還三書院内經知要讀書會請諸君關注下方還三書院吴卧儒老師微信二維碼

—還三書院誠迎問道諸君